DE

L'ÉCLAMPSIE PUERPÉRALE

DE

L'ÉCLAMPSIE PUERPÉRALE

PAR

Stéphane BARQUISSAU

DOCTEUR EN MÉDECINE DE LA FACULTÉ DE PARIS,

HONORÉ DE LA CROIX DES AMBULANCES FRANÇAISES, CAMPAGNE DE 1870-71).

———

PARIS

ADRIEN DELAHAYE, LIBRAIRE-ÉDITEUR

PLACE DE L'ÉCOLE-DE-MÉDECINE

—

1872

A MON PÈRE & A MA MÈRE

DE

L'ÉCLAMPSIE PUERPÉRALE

Matri longa decem...............
VIRGILE.

INTRODUCTION

Lorsqu'on étudie le rôle de la femme dans la grande œuvre de la reproduction de l'espèce, on ne peut s'empêcher d'être surpris de ce que la nature n'ait armé que de faiblesse et de grâce un être qu'elle a condamné aux douleurs et aux dangers de l'enfantement. On dirait même que pour réparer son erreur elle s'est plu à rendre le péril attrayant en déposant dans le cœur de la femme ce germe d'exquise sensibilité dont l'amour maternel est le dernier développement.

Mais que de fois, hélas! les douces joies de la maternité sont trop chèrement achetées! Quels longs dégoûts, quelles laborieuses souffrances avant de jouir en sécurité de ce titre de mère ardemment désiré!

Chez les primipares surtout les organes ne se prêtant pas toujours à l'évolution rapide du produit de conception, se laissent surprendre par le dénoûment auquel ils ne s'étaient pas suffisamment préparés. De là des perturbations souvent fatales.

Au premier rang des accidents qui peuvent compliquer l'état puerpéral, se place l'éclampsie, à côté des hémorrhagies foudroyantes et de la rupture de l'utérus. Nous traiterons ici de l'éclampsie.

En prenant pour sujet de notre thèse inaugurale l'éclampsie puerpéle, nous ne nous flattons point d'offrir une monographie qui soit le dernier mot de la science sur ce point difficile de l'obstétrique. Notre peu d'expérience personnelle et les travaux de nos maîtres, notamment le remarquable article de M. le Dr E. Bailly (*Nouveau dictionnaire de médecine et de chirurgie pratiques*), nous interdisent toute prétention à ce sujet. Mais comme cette affection est devenue plus fréquente en France depuis quelques années, nous avons pensé qu'il serait utile d'ajouter aux observations déjà connues celles qu'il nous a été permis de recueillir, et de nous occuper spécialement d'une cause d'éclampsie que nos devanciers ont seulement indiquée. Nous voulons parler de la modification du système nerveux pendant la dernière période de la grossesse, modification qui engendre sûrement chez l'enfant une prédisposition aux affections nerveuses.

CHAPITRE PREMIER

HISTORIQUE.

Si l'on recherche dans l'histoire de la médecine les auteurs qui ont les premiers décrit l'éclampsie puerpérale, il faut arriver jusqu'à Sauvages pour avoir une définition exacte. Hippocrate employait le mot éclampsie (εκλαμψις, éclat de lumière, lueur des éclairs) pour désigner le redoublement des fièvres aiguës, les exacerbations où la fièvre semble briller d'un nouvel éclat. Quand il voulait désigner les convulsions chez la femme (hystérie, éclampsie) ou l'épilepsie, la catalepsie qui peuvent atteindre les deux sexes, il se servait du mot *spasmes*. C'est ainsi que le Père de la médecine, ce maître en observation, dont le génie devinait ce que l'état de la science encore au berceau ne lui permettait pas de vérifier, attribuait les spasmes (convulsions) des femmes à l'influence de l'utérus. Cet organe, qui joue un rôle capital dans la vie de la femme, Hippocrate, dans sa naïveté sublime, en avait peur. Il le comparait à un petit animal, une sorte d'entozoaire que la femme entretient en elle et avec lequel elle doit vivre en bonne intelligence. Aussi conseillait-il à ses clientes atteintes de spasmes qui les étouffaient (boule hystérique) d'attirer en bas, à la vulve par des parfums et des fumigations aromatiques (ἀρομασι πυρει) le petit animal qui leur remontait jusqu'à la gorge.

Nous avons cité ce trait de l'illustre médecin de Cos pour faire voir de quels voiles épais était enveloppé l'art médical avant la connaissance de l'anatomie.

Zeuxis, Cœlius Aurelianus, Galien, les commentateurs des ouvrages d'Hippocrate, conservèrent la même signification au mot éclampsie. Cette expression désigne pour eux l'action de luire, de briller, d'étinceler (εκλαμπειν ou εκλαμπας). Or le sens étymologique, que les nosologistes modernes ont conservé au mot éclampsie, rend bien la scintillation morbide des yeux qui marque le début de l'attaque d'éclampsie. Gardien,

Sydenham, Astruc la confondent avec les névroses telles que : épilepsie, hystérie.

D'autres, Vogel et Merriman en font une variété de l'épilepsie, ils la nomment *épilepsie aiguë* ; Cullen, *épilepsie sympathique*, et Tissot *épilepsie accidentelle et sympathique.*

Baudelocque fait une distinction subtile ; il l'appelle *épilepsie*, quand la femme offre le retour à la connaissance entre les accès, et réserve le nom d'*éclampsie* aux accès qui ne sont séparés que par du coma.

En 1772, François Boissier de Sauvages (dans le quatrième livre de sa *Nosologie méthodique*, étudie les spasmes cliniques généraux, et il fait mention des convulsions puerpérales sous le nom d'*eclampsia parturientium*, éclampsie des femmes en couches. — Sauvages et Hamilton avaient dit *éclampsie*, Monneret a précisé le sens en y ajoutant *puerpérale*, c'est-à-dire pouvant survenir chez la femme dans ce laps de temps compris entre la fécondation et la parturition, y compris les suites de couches.

Synonymie. — « Les dénominations, dit M. Bailly (*Dictionnaire de* Jaccoud), *convulsions puerpérales, épilepsie aiguë, spasmes rénaux, épilepsie rénale, convulsions urémiques, urémie cérébrale à marche aiguë. encéphalopathie urémique, encéphalopathie albuminurique, dystocie épileptique, dystocie convulsive*, peuvent être considérées comme synonymes du mot éclampsie, et plusieurs d'entre elles, par les différents termes qui les composent, ont pour but d'exprimer les deux éléments principaux de la maladie, d'une part les accidents cérébraux, et d'autre part l'altération des reins et de l'urine. Ces deux phénomènes, convulsion et affection rénale, sont, en effet, les caractères fondamentaux de la véritable éclampsie puerpérale. »

CHAPITRE II

FRÉQUENCE EN FRANCE. — SOUS LES DIVERSES LATITUDES. — EN ANGLETERRE. — ORDRE DE FRÉQUENGE RELATIVE. — ORDRE DES AUTEURS PEU RATIONNEL. — DISCUSSION.

Fréquence. — Les auteurs n'ont jamais été d'accord sur la fréquence de l'éclampsie. Les divergences d'opinions sont sensibles pour un même pays, entre les accoucheurs d'époques différentes ; elles le sont bien plus si on compare les statistiques de pays situés sous des latitudes diverses :

1º *Pour un même pays.* — En France, par exemple, madame Lachapelle, Merrimann, Ryan, accusent environ un cas d'éclampsie par deux cents accouchenents. Tandis que depuis quelques années les relevés des différentes Maternités donnent une proportion un peu plus forte.

2º *Pour des pays différents.* — Les Anglais dont la patrie est plus septentrionale accusent un chiffre supérieur, un sur quatre cents.

Plus on se rapproche de l'équateur, plus la fréquence augmente. C'est ainsi, nous dit le Dr de Mahy, qu'à l'île Bourbon, où il a exercé la médecine, l'éclampsie s'observe assez fréquemment ; et dans ces régions chaudes elle éclate dans les hautes classes de la société et dans la caste nègre plutôt que chez la petite bourgeoisie. Nous en donnons la raison au chapitre de la pathogénie.

On a remarqué une sorte d'épidémicité de l'éclampsie. Ainsi, dans les hôpitaux affectés aux accouchements, on a vu l'éclampsie éclater dans une salle chez plusieurs femmes à l'instar de la fièvre puerpérale. Doit-on attribuer ce phénomène à l'imitation (caractère propre aux névroses), ou bien à un processus ; nous nous bornerons à constater le fait dont on n'a pas encore donné l'explication.

L'éclampsie peut éclater à toutes les époques de la puerpéralité. M. Bailly condamne l'ordre de fréquence relative établi par les accoucheurs, qui est : travail, suites de couches, grossesse ; il propose de substituer à cet ordre le suivant : *grossesse, travail, suites de couches.*

Nous ne partageons pas, à cet égard, la manière de voir de **M. E. Bailly**, et voici l'ordre de fréquence relative que nous assignons à l'éclampsie : *travail, grossesse, suites de couches*. Cet ordre nous semble plus rationnel, car il se déduit des phénomènes physiologiques.

Sans entrer dans de longs détails, qui trouveront leur place au chapitre de l'étiologie, indiquons les motifs qui nous ont fait adopter cet ordre de préférence à celui de **M. Bailly**.

1o *Travail.* — Qu'est-ce que te travail ? C'est le dernier terme de la grossesse. Or, s'il est admis que les altérations du sang physiologiques ou pathologiques soient la cause de l'éclampsie, il est naturel de penser qu'au moment du travail le système nerveux de la mère, hyperesthésié pendant la grossesse par l'appauvrissement du sang (voir le chapitre des altérations du sang), ne puisse résister aux efforts de l'utérus pour expulser le fœtus, à la distension douloureuse du canal utéro-vulvaire et du périnée ; en un mot, à toutes les excitations mécaniques qui sont le cortége indispensable de la parturition.

2° *Grossesse.* — Je viens d'énumérer les causes qui peuvent produire l'éclampsie pendant la gestation. Mais est-ce à toutes les périodes de la grossesse indifféremment ? — Non. L'éclampsie est rare avant le sixième mois, le fœtus étant peu volumineux et le sang maternel n'ayant pas encore subi d'altération profonde.

Il n'en est pas de même dans les trois derniers mois où la chloro-anémie maternelle suit la marche rapide du développement fœtal. Les globules diminuent sensiblement ; la mère s'épuise au profit du petit être qu'elle porte greffé sur son flanc, de même que les lianes des forêts vierges en peu de temps acquièrent un accroissement considérable aux dépens de la sève de l'arbre qui leur sert de tuteur.

3o *Suites de couches.* — A cette période de la puerpéralité nous voyons la cause mécanique (dystocie) remplacée par une autre. Ce n'est plus le fœtus, c'est le vide qu'il laisse qui peut produire l'éclampsie. En effet, l'utérus revenant sur lui-même n'exerce plus de pression sur les organes du bassin ou du voisinage.

Il se fait une déplétion trop brusque des gros vaisseaux, et ce défaut d'équilibre dans l'hydraulique du sang peut amener une perturbation du système nerveux.

D'autre part, la femme débarrassée du produit de conception semblerait être hors de danger. Mais cette séparation de l'enfant d'avec la mère ne se fait pas sans perte de sang. Les cotylédons placentaires intimement unis à la paroi utérine, causent, en se détachant, la rupture de nombreux vaisseaux et laissent une vaste plaie béante; ce qui a mérité à la femme, de la part d'un auteur poétique, le nom de grande *blessée de la nature*.

CHAPITRE III

DÉFINITION

DÉFINITION DES AUTEURS. — ELLE EST DÉFECTUEUSE POURQUOI? — DISCUSSION.

Les auteurs définissent l'éclampsie : une névrose caractérisée par une série d'accès dans lesquels presque tous les muscles de la vie de relation, souvent aussi ceux de la vie organique, sont convulsivement contractés; accès le plus ordinairement accompagnés ou suivis de l'abolition plus ou moins complète et plus ou moins prolongée des facultés sensoriales ou intellectuelles.

Cette définition classique nous semble défectueuse à plus d'un titre :
1o Et d'abord elle n'est pas complète, car elle n'exprime que les signes extérieurs de l'éclampsie sans, le moins du monde, laisser soupçonner quelle peut être la cause de cette affection. Ces termes définissent n'importe quel accès convulsif sans caractériser spécialement l'accès éclamptique. Par exemple, cette définition ne s'applique-t-elle pas aussi bien à l'épilepsie qu'à l'éclampsie? D'ailleurs, nous direz-vous, les accès se ressemblent tellement dans ces deux affections, qu'on a pu appeler l'éclampsie l'*épilepsie aiguë*. D'accord; mais cette similitude même, qui peut un instant rendre douteux le diagnostic, que les commémoratifs et l'état puerpéral font bientôt disparaître, ne devrait pas nous en imposer jusque dans la définition.

2° Dire que l'éclampsie est une névrose, c'est avouer qu'on en ignore complétement la nature. En effet, on peut définir en deux mots une névrose : affection nerveuse dont l'essence nous est inconnue. En est-il de même de l'éclampsie ? — Non. L'observation clinique des conditions organiques dans lesquelles se trouve la femme qui est surprise par l'éclampsie et l'étude des circonstances qui font éclater la maladie nous obligent à considérer les convulsions puerpérales proprement dites, non comme une maladie essentielle, mais simplement comme des symptômes réflexes. En effet, les femmes qui sont éclamptiques ont toutes le sang appauvri par le fait de la grossesse et presque toujours empoisonné ou par l'accumulation de l'urée (urémie) ou par la présence de l'albumine (albuminurie). Leurs centres nerveux, irrigués par ce sang anormal, ne fonctionnent plus régulièrement; le pouvoir excito-moteur du bulbe est considérablement accru, si bien qu'à la moindre occasion, soit un accouchement pénible, une indigestion ou des vers intestinaux, etc., etc... cette irritation est transmise aux centres nerveux prédisposés pathologiquement à la surexcitabilité. Cette impression est en quelque sorte analysée et exagérée par ces centres, et elle se traduit sous forme de convulsions réflexes dans toutes les directions.

Envisagée de cette façon, l'éclampsie n'est pas une névrose, c'est-à-dire une maladie *sine materiâ*, puisque, dans le plus grand nombre des cas, nous voyons chez l'éclamptique le sang altéré dans sa constitution, et partant l'impressionnabilité du système nerveux profondément modifiée.

L'éclampsie ne constitue pas non plus à elle seule une maladie ayant son cycle comme une maladie aiguë, pas plus que la seule présence de l'albumine dans l'urine ne constitue la maladie de Bright. D'après ces données, en rapport avec les progrès de la science, nous ne voyons dans l'éclampsie que la manifestation convulsive d'un groupe de symptômes portés à leur paroxysme.

On appelle donc *éclampsie puerpérale* des convulsions réflexes avec abolition des facultés intellectuelles et sensoriales, pouvant survenir chez les femmes pendant la gestation, pendant et après la parturition, liées soit à l'appauvrissement du sang (chloro-anémie puerpérale), soit à un empoisonnement par albumine, urée, etc., — ces deux conditions hyperesthésiant le système bulbo-spinal.

Cette définition est plutôt une description sommaire de la maladie qu'une définition même. — Nous allons, au chapitre de la pathogénie, développer les théories à peine ébauchées ici et faire bien ressortir, en les mettant en parallèle, l'opinion née de l'observation purement clinique et celle qui est fondée sur cette même observation éclairée des lumières de la physiologie moderne.

CHAPITRE IV

SYMPTOMATOLOGIE.

QUATRE PÉRIODES. — PRODROMES, ACCÈS, COMA, RETOUR A LA SANTÉ.

Nombre des accès. — Durée. — Marche. — |Terminaison.

L'attaque d'éclampsie comprend deux périodes : l'accès et le coma. On peut en distinguer quatre : 1° la période prodromique ; 2° la période d'accès ; 3° la période de coma ; 4° la période de retour à la santé.

1re PÉRIODE. — *Prodromes.* — La période prodromique comprend encore deux sortes de signes précurseurs ; nous appellerons les premiers : *prodromes lents* ; les seconds, *prodromes imminents.*

Prodromes lents. — Le signe qui apparaît le premier, quelquefois longtemps avant l'accès éclamptique, c'est l'*infiltration* du tissu cellulaire. L'œdème débute par les pieds ; puis les mains se prennent, les paupières, etc. — Le degré de l'infiltration n'a pas toujours de l'importance, bien que sa généralisation soit une chose fâcheuse. Ce n'est pas à dire pour cela que toutes les femmes infiltrées deviennent fatalement éclamptiques ; non ; on n'en compte guère que 10 sur 50. Néanmoins il est bon de se tenir sur ses gardes.

Le deuxième signe précurseur, c'est la céphalalgie qui peut être intermittente plusieurs jours avant l'attaque.

On peut noter encore de la somnolence et de l'insomnie, un changement dans l'humeur de la femme et de la tendance aux lipothymies.

Prodromes imminents. — Le médecin est rarement témoin de ces symptômes ; ils peuvent être de courte durée, plus ou moins intenses et passer inaperçus. Mais ce cas est rare ; le plus souvent quelques signes caractéristiques font pressentir un accès très-prochain. La femme est prise d'un malaise indéfinissable ; elle est agacée, agitée, se plaint d'une céphalagie intense, fixe, qui rappelle le clou hystérique. M. Pajot insiste sur ce symptôme qui est presque constant ; la céphalalgie est parfois si intense, dit-il, que la femme est obligée de se soutenir la tête avec les mains pour la porter jusqu'à son oreiller afin d'éviter tout ébranlement. — Il y a de l'hésitation dans la parole et dans la marche, des tintements d'oreille, des troubles manifestes de la vision : bluettes, illusions, vertiges, éblouissements qui peuvent aller jusqu'à la cécité momentanée ou rarement permanente ; tous phénomènes liés (dit Landouzy) à l'infiltration albuminurique.

Chaussier ajoute une douleur épigastrique. Mais ce symptôme, le plus douloureux de tous, selon Bailly, quand il existe, s'observe rarement. M. Pajot dit ne l'avoir rencontré qu'une fois.

2e PÉRIODE. — *Accès.* — Quand les symptômes prodomiques n'ont pas été perçus, l'attaque arrive subitement, comme un coup de foudre. Souvent la femme, qui se traîne péniblement pendant les derniers jours de sa grossesse, est occupée des soins ordinaires de son ménage, ou bien cause avec ceux qui l'entourent : tout-à-coup elle s'arrête, on la voit pâlir, son regard devient fixe, brillant ; il y a un moment d'immobilité générale. Puis les muscles de la face commencent à se contracter, les muscles canins sont agités de mouvements fibrillaires, ainsi que les lèvres qui semblent marmotter ; une des commissures labiales s'abaisse fortement, les paupières clignotent, l'œil roule dans l'orbite et va se convulser en haut derrière la paupière supérieure, ne laissant voir que le blanc de la sclérotique ; la physionomie prend un aspect effrayant qui exprime en même temps la souffrance et le rire diabolique, et que M. Paul Dubois a heureusement comparée à la figure des satyres de la Fable. Les membres thoraciques se tordent dans la pronation, le pouce se fléchit dans la paume de la main sous les doigts fortement serrés ; il se fait des petits mouvements saccadés et symétriques dans les membres supérieurs qui restent appliqués sur-les côtés du corps.

Le tronc ne tarde pas à participer à la convulsion. Le corps s'agite par une sorte de trépidation sur place et prend une position forcée dans l'extension. Comme dans la roideur tétanique il ne repose plus sur le lit que par l'occiput et les talons, qui sont comme les deux points extrêmes d'un arc de cercle formé par le corps de la femme. De la salive écumeuse s'échappe de la bouche, écume blanche d'abord, qui devient sanguinolente après deux ou trois accès, car dès le début de l'attaque la langue a été projetée hors des arcades dentaires et, dans le rapprochement brusque des mâchoires, la malheureuse s'est mordu la langue. De pâle qu'elle était, la face devient rapidement turgescente, vultueuse, violacée, livide, offrant la teinte de la période asphyxique du choléra; le cou se gonfle, les jugulaires font saillie sous la peau, les carotides battent avec violence.

Les grandes fonctions participent également à cette perturbation générale; la respiration est courte, accélérée, suspendue tout à coup par la contraction spasmodique du diaphragme et des autres muscles thoraciques, ce qui arrête l'hématose et produit l'asphyxie.

La vessie et l'intestin se contractent énergiquement, il y a excrétion involontaire de fèces et d'urine.

La circulation subit l'influence des troubles respiratoires : le spasme gagne le cœur, dont les battements sont tumultueux; le pouls est au début fort et fréquent; le sang, incomplétement hématosé, stagne dans les capillaires et donne aux mains une coloration bleuâtre.

La sensibilité et l'intelligence sont abolies, ce qui fait que ces pauvres femmes accouchent souvent sans douleurs et ne savent pas qu'elles sont accouchées. Il est des cas où l'utérus semble ressentir le contre-coup de l'accès convulsif, il participe à l'action et se contracte plus énergiquement, d'ordinaire il continue son rôle.

« La peau chaude et sèche se couvre bientôt d'une sueur abondante ; cette transpiration coïncide habituellement avec une diminution dans la fréquence et l'intensité des secousses et annonce la terminaison prochaine de l'accès » (Cazeaux).

3e PÉRIODE. — *Coma.* — Après une, deux, trois minutes, tantôt plus, tantôt moins de cette agitation saccadée, la femme tombe dans le coma. se couvre de sueurs, redevient calme, reste insensible; mais sa respiration est ronflante, stertoreuse, rappelant assez le *ronron* du chat. L'air, en traversant la bouche, rend la salive écumeuse.

4e PÉRIODE. — *Retour à la santé.* — Cet état de prostration dure de dix minutes à une demi-heure, quelquefois un jour et plus. La femme sórt de ce profond sommeil, elle reprend peu à peu connaissance, et rien, dit M. le professeur Pajot, n'est plus curieux que ce spectacle : elle regarde autour d'elle d'un air étonné, cligne de l'œil, elle cherche à voir et ne voit pas très-bien, elle veut parler et dit quelques mots incohérents qu'elle prononce mal parce qu'elle s'est mordu la langue. Peu à peu, de légers mouvements réapparaissent dans les membres, la pupille moins dilatée est mobile, la sensibilité revient, mais la femme n'a aucun souvenir de la scène émouvante qui vient de se passer.

Tout rentre dans le calme, elle jouit de ses facultés; mais prenez garde, ce calme est trompeur. Bientôt la femme s'agite, l'anxiété se peint sur sa physionomie, un nouvel accès va éclater.

La période que nous avons appelée le retour à la santé n'existe pas toujours, surtout lorsque les accès sont rapprochés; ce qui est un signe de mauvais augure.

Nombre. — Le nombre des accès peut être considérable; quelquefois ils empiètent l'un sur l'autre. On en a compté plus de 100, surtout lorsque le secours obstétrical a tardé à venir, ou qu'un vice de conformation du bassin ou du fœtus a nécessité une opération laborieuse et longue.

Durée. — Combien de temps durent les accès? Les premiers sont d'ordinaire les plus courts et si l'éclampsie éclate pendant le travail, les accès sont quelquefois si rapprochés qu'il devient difficile d'en apprécier la durée. Néanmoins comme moyenne, nous pouvons dire qu'un accès éclamptique dure d'une à deux minutes et même quatre minutes. Il est rare de le voir aller jusqu'à sept ou huit. N'oublions pas qu'il ne s'agit ici que de la durée de l'accès, c'est-à-dire de la période convulsive et non de celle du coma. Cela posé, nous mettons en doute l'opinion de certains auteurs qui prétendent avoir vu des accès durer plusieurs heures. Evidemment ils ont confondu l'accès avec l'attaque qui, elle, comprend toutes les périodes aussi bien l'accès que le coma.

Si l'accès est court, ne dure que l'espace d'une convulsion (et l'on comprend que cet éréthisme du système nerveux porté à son paroxysme ne puisse persister longtemps), le coma, au contraire, a une durée plus ou moins longue qui peut aller même jusqu'à un jour ou deux. Voilà pour la durée d'une attaque.

Marche. — Ordinairement il y a plusieurs accès qui se répètent à des intervalles plus ou moins rapprochés, dans l'espace de quelques instants, de quelques heures, d'un ou deux jours. Rien d'ailleurs de plus capricieux que la marche de cette affection.

La verra-t-on revenir périodiquement comme une névrose ? Prendra-t-elle un type régulièrement irrégulier comme certaines fièvres intermittentes ? Non ! Quelquefois les accès se succèdent coup sur coup, d'autres fois ils s'éloignent, ou bien il y a une série d'accès, suivie d'une longue période de calme, puis l'on voit reparaître les accès.

Nous dirons plus loin ce que cette marche bizarre et irrégulière peut avoir de valeur au point de vue du pronostic.

Terminaisons. — Il y a trois modes de terminaison des convulsions puerpérales proprement dites : la guérison, la mort, le développement d'une autre maladie.

1° Guérison. — Si le retour à la santé doit être le dénouement du drame effrayant auquel nous venons d'assister, on observe les phénomènes suivants : les accès se sont de plus en plus éloignés, ils sont plus courts et ont perdu de leur intensité ; le calme se rétablit, la respiration est facile, ample, régulière ; on assiste au réveil de la femme qui semble sortir d'une longue léthargie ; la quiétude qui se peint sur son visage fait un singulier contraste avec les affreuses convulsions auxquelles elle était en proie il y a quelques heures à peine. Elle recouvre peu à peu ses facultés intellectuelles sauf la mémoire ; elle n'a en effet nul souvenir de ce qui s'est passé ; elle n'a pas conscience du danger qu'elle a couru. Quelle n'est pas sa surprise si on lui présente son enfant qui est venu au monde pendant la période éclamptique ! elle cherche alors à se rappeler, mais ne se souvient de rien. La perte de la mémoire peut persister longtemps. Il se produit quelquefois un singulier phénomène, c'est que la nouvelle accouchée n'a perdu que la mémoire de certains mots, soit la mémoire des noms, elle va jusqu'à oublier son propre nom, ou bien dans la conversation elle n'omet qu'un mot, le verbe ou l'adjectif, par exemple. Nous avons vu à l'hôpital de Lariboisière une pauvre femme restée hémiphégique à la suite d'éclampsie puerpérale et qui répondait à toutes les questions par le mot *lui*. Du reste, la perte de la mémoire n'est que passagère, la malade recouvre bientôt l'exercice de toutes ses faeultés. Une autre fonction qui était aussi profondément troublée, ne tarde pas à redevenir normale, je veux parler de la fonction urinaire. Au bout de quelques jours l'acide nitrique n'y décèle plus la moindre trace d'albumine. Tel est le retour à la santé.

2° *Terminaison fatale.* — Trop souvent cette terrible maladie ne se termine pas aussi heureusement. La première attaque emporte quelquefois la femme.

M. Depaul a même vu une femme presque foudroyée au moment où la tête fœtale distendait le périnée et apparaissait à la vulve.

D'antres fois (et c'est le cas le plus fréquent) les accès se succèdent en se rapprochant de plus en plus avec des périodes de coma de plus en plus courtes, alors le système nerveux est comme surmené et la femme meurt asphyxiée.

3° *Développement d'une autre maladie.* — On voit survenir assez fréquemment chez les femmes éclamptiques qui ont recouvré une apparence de santé des affections diverses. Ces affections consécutives ne se produisent pas toujours immédiatement après la convulsion puerpérale, ce qui pourrait induire le médecin en erreur sur la genèse de la maladie actuelle, surtout s'il n'insistait pas sur les anamnestiques.

Les affections consécutives à l'éclampsie peuvent tenir à plusieurs causes ; trois capitales s'offrent à nous : *les altérations du sang, les congestions organiques* et *l'ébranlement du système cérébro-spinal.*

1° *L'altération du sang* peut produire de la néphrite, de l'encéphalopathie albuminurique si la femme offrait les symptômes de l'albuminurie.

Il peut y avoir chloro-anémie persistante, surtout si l'hémorrhagie qui précède ou accompagne la délivrance a été abondante.

Mentionnons l'hypertrophie du cœur qui n'est pas une affection rare après l'éclampsie, ainsi que les rétrécissements résultant de l'altération du sang.

2° *Congestion.* — L'apoplexie cérébrale ou pulmonaire, la méningite, la fièvre puerpérale ont été observées après l'éclampsie.

3° *Ébranlement nerveux.* — Nous nous trouvons ici en face de la cause la plus fréquente et la plus importante des accidents résultant de l'éclampsie. Le système cérébro-spinal ne peut subir des secousses si

violentes sans en conserver longtemps le souvenir. En effet, les convulsions éclamptiques ont presque toujours un très-grand retentissement
sur les fonctions ultérieures des centres nerveux.

Ou bien elles sont amoindries, ce qui se traduit par de la langueur, de
l'affaiblissement progressif des forces, de l'épuisement nerveux qui va
jusqu'à l'adynamie complète et la mort.

Ou bien au contraire, le système nerveux hyperesthésié par l'éclampsie
conserve de son énergie et devient plus susceptible. La moindre sensation, la moindre émotion vive est une occasion d'éréthisme nerveux qui
se traduit sous forme de troubles plus ou moins profonds des sens, de
perte momentanée ou permanente de la vue, de l'ouïe, d'accès éclamp-
toïdes, d'hystérie plus ou moins caractérisée, etc. Nous avons vu chez
une malade, après quelque temps d'affaiblissement de la mémoire et
de paralysie des quatre membres, les nerfs sensitifs et moteurs repren-
dre leur empire et les facultés intellectuelles atteindre même à un très-
haut degré d'exquise délicatesse dans leurs fonctions. D'autres fois ces
différents accidents, excès ou défaut d'influx nerveux, disparaissent
avec une nouvelle grossesse. C'est le cas, que cite à son cours M. le
professeur Pajot, d'une femme de Passy devenue, par suite de convulsions puerpérales, muette et à laquelle une autre grossesse rendit la
parole.

CHAPITRE V

DIAGNOSTIC

Nous pourrions, à l'instar des auteurs, décrire chaque maladie qu'on
peut confondre avec l'éclampsie, en ayant soin de souligner les symptômes
propres à l'en différencier ; comme MM. Chailly-Honoré, Bailly et
Ferdut nous pourrions envisager tour à tour ces différentes maladies
durant les trois périodes de prodromes, d'accès et de coma. Cette dernière
méthode est excellente, nous le reconnaissons, mais il nous semble préférable de présenter le diagnostic différentiel sous forme de tableau, en
mettant en regard les symptômes de l'éclampsie et ceux des quelques
affections avec lesquelles on peut la confondre. Ces affections sont :
l'hystérie, l'apoplexie, l'ivresse, le tétanos.

<table>
<tr><td>

ÉPILEPSIE.

1 Chez la femme qui a une attaque d'épilepsie, on trouve des antécédents qui légitiment l'accès actuel.
2 L'accès d'épilepsie est précédé d'aura, puis un cri annonce le début de l'accès.
3 Les urines ne contiennent pas d'albumine.
4 L'accès est souvent unique.
5 Quand les accès se répètent à quelques heures d'intervalle, cela fait supposer que l'épilepsie est de date ancienne ; il n'y a pas de doute alors sur la nature de la convulsion.

</td><td>

ÉCLAMPSIE.

1 Chez l'éclamptique rien dans les antécédents ne révèle de prédisposition héréditaire aux convulsions. Parfois cependant la femme a eu des accès d'éclampsie à des parturitions antérieures.
2 Dans l'éclampsie pas d'aura, pas de cri initial.
3 Les urines renferment de l'albumine.
4 Les accès sont d'ordinaire multiples, 10, 12, quelquefois 100.
5 Quand il n'y a qu'un accès, le diagnostic est très-difficile ; mais qu'importe, c'est le cas le plus léger, le malade ne meurt pas.

</td></tr>
</table>

Le diaguostic différentiel de l'épilepsie et de l'éclampsie offre donc souvent de grandes difficultés, car il n'y a aucun signe constant ni pathognomonique. Les symptômes énumérés dans le tableau ci-dessus sont les seuls qui puissent servir de base à un diagnostic par élimination.

<table>
<tr><td>

HYSTÉRIE.

1 Survient plutôt au début de la grossesse.
2 Pas de prodrômes.
3 Pas d'urines albumineuses.
4 Sens et intelligence conservés.
5 Cris, rires, pleurs, bâillements, pandiculations, sensation de boule l'œsophage.
6 Mouvements désordonnés en tout sens. — Agitation.
7 Pas d'écume sanglante à la couche.
8 Après l'accès pas de coma. — Retour immédiat à la santé.

</td><td>

ÉCLAMPSIE.

1 Survient à la fin de la grossesse.
2 Il y a des prodrômes.
3 Albumine dans les urines.
4 Abolition de l'intelligence et des sens.
5 Aucun de ces phénomènes ne se produit.
6 Mouvements saccadés, trépidations sur place. — Convulsions.
7 Salive écumeuse et sanglante.
8 Après l'accès coma plus ou moins profond, le retour à la santé se fait graduellement ; hébétude, lenteur de la mémoire, grande lassitude.

</td></tr>
</table>

APOPLEXIE CÉRÉBRALE.	ÉCLAMPSIE.
1 L'apoplexie éclate subitement, sans prodromes, ni convulsions. — 2 Il y a hémiplégie. 3 La langue n'est pas mordue, il n'y a pas d'écume sanglante.	1 Prodromes, convulsions. 2 Il n'y a pas d'hémiplégie. 3 Langue mordue , écume san-glante.

IVRESSE	ÉCLAMPSIE.
1 Habitudes alcooliques antérieu-res. 2 Dans la période d'agitation il y a ébriété et loquacité. 3 Odeur alcoolique exhalée par la respiration. 4 Coma sans grognement, sans écume. 5 Si on titille la luette on provo-quera des vomissements et les matières rejetées traceront le dia-gnostic sur le parquet.	1 Pas d'antécédents. 2 Silence pendant l'accès. 3 Aucune odeur étrange. 4 Coma bruyant, Écume sangui-nolente. 5 Rien d'analogue dans l'éclampsie.

TÉTANOS.	ÉCLAMPSIE.
1 L'intelligence est conservée. 2 Convulsions très-passagères , puis rigidité et immobilité. — Pa-roxysmes. 3 Il y a de la bave non sanguino-lente et visqueuse. — Pas de coma.	1 Intelligence abolie. 2 Convulsions avec saccades et trépidations. 3 La salive est sanglante et écu-meuse.

CHAPITRE VI

PRONOSTIC

INFLUENCE DE LA GROSSESSE SUR LE TRAVAIL. — GRAVITÉ POUR LA FEMME, POUR L'ENFANT. — PRÉDIPOSITION NER-VEUSE TRANSMISE A L'ENFANT. — DISCUSSION. — OBSERVA-TIONS. — INFLUENCE DE LA TEMPÉRATURE. — CONCLUSION.

Le pronostic de l'éclampsie puerpérale est grave pour la mère et plus grave encore pour l'enfant. Les statistiques donnent en moyenne le tiers, même près de la moitié, de la mortalité chez les femmes et les dix-seizièmes chez les enfants. Pour être plus précis, nous emprunterons à M E. H. Bailly lesrelevés de statistique qu'il a extraits de divers auteurs : Mauriceau compte 21 cas de décès sur 42 malades, Mme Lachapelle indique la même proportion, M. Pajot a observé 12 fois une terminaison fatale sur 26 éclamptiques soignées à la Clinique d'accouchements par M. Paul Dubois.

C'est plutôt pendant le coma que pendant l'accès même que succombent d'ordinaire les femmes.

Le pronostic sera d'autant plus fâcheux que la femme offrira un tempérament plus robuste et une constitution pléthorique, qu'elle sera primipare, qu'elle habitera un climat chaud. Dans ce cas elle pourra mourir de congestion des centres nerveux, ou si elle survit à l'éclampsie, les congestions pourront se manifester pendant la suite des couches.

Chez la femme à tempérament nerveux au contraire, c'est la prédisposition aux névroses qui pourra en résulter pour l'avenir.

Si la femme est infiltrée et qu'elle offre de l'albumine dans les urines, le pronostic s'aggrave, car, outre les accidents nerveux, nous voyons apparaître les phénomènes de l'empoisonnement albuminurique, ce qui doit faire redouter (si la femme est de constitution délicate) la persistance de la maladie de Bright.

Quel est le degré de gravité de l'éclampsie qui éclate pendant la grossesse, pendant le travail ou après la parturition ?

1° *Pendant la grossesse* les convulsions éclamptiques, dans les premiers mois, n'ont de fâcheuses influences ni sur la mère, ni sur le fœtus.

Pendant les trois derniers mois, l'éclampsie peut être fatale à l'enfant, il peut mourir pendant la convulsion; ou bien l'éclampsie provoque l'accouchement et le fœtus, expulsé de la matrice malgré lui, n'a pas toujours acquis tout son développement et ne vit pas longtemps.

2° *Pendant le travail.* — Si l'éclampsie est provoquée par une cause de dystocie, angustie du bassin, mauvaise présentation, hydrocéphalie, etc., l'enfant est sacrifié.

Si la cause des convulsions vient de la mère, telle que appauvrissement du sang, albuminurie, hyperesthésie nerveuse, etc., c'est plutôt la femme qui est en péril.

Le travail est-il hâté par la convulsion ? Beaudelocque dit oui, d'autres accoucheurs disent non. Quand il n'y a que les causes qui émanent du sang ou du système nerveux, il peut se faire que l'accouchement soit activé ; mais s'il y a dystocie par cause organique ou mécanique, le travail est retardé et le chirurgien doit intervenir.

3° *Après le travail.* — Si les convulsions persistent, cela peut amener des hémorrhagies graves et le pronostic alors est toujours plus fâcheux.

Résumons les signes qui permettent de formuler le pronostic :

A. *Pour la femme.* 1° Les signes de bon augure sont : accès peu nombreux avec coma et intervalles de retour à la santé; crises s'éloignant de plus en plus; coma peu prononcé ; multiparité, climat tempéré;

2° Les signes de mauvais augure sont : accès nombreux, 30, 40 et plus, accès se succédant sans retour à la santé et pour ainsi dire subintrants; accès continuant après le travail et après la délivrance, coma prolongé, primiparité ; température élevée.

B. *Pour l'enfant.* Les signes pronostiques que nous venons d'énumérer s'appliquent également à l'enfant, mais à un plus haut degré de gravité.

Qu'il nous soit permis de réfuter ici une opinion qui tend à s'accréditer et que nous ne saurions adopter.

Quelques accoucheurs, et notamment Braun et M. E. Bailly (Dict. Jaccoud, page 313), mettent en doute la propagation possible de l'éclampsie de la mère à l'enfant.

Loin de partager leur opinion, nous admettons, au contraire, que non-seulement l'enfant qui est venu vivant peut mourir, quelques instants ou quelques heures après la naissance, de convulsions identiques à celles qui affectaient la mère pendant le travail, mais nous avançons que l'éclampsie puerpérale peut avoir un fâcheux retentissement sur la vie ultérieure de l'enfant et créer chez lui une prédisposition aux affections nerveuses. Les exemples que nous produisons à l'appui de notre assertion sont pris sous deux latitudes bien différentes: Paris et l'île Bourbon ; ce qui prouve que cette hypercinésiophilie n'est pas inhérente à un seul climat, mais qu'elle est vraie pour tous les pays quelle qu'en soit la température.

1° *Influence prochaine.* — Il est rationnel de penser que l'enfant qui a mis neuf mois à se former lentement, puisant dans la substance maternelle les matériaux nécessaires à son accroissement progressif cet enfant qui s'est habitué à vivre de la même vie que la femme.

tressaillant à ses émotions et souffrant avec elle des maladies qui peuvent l'affecter et qui est une sorte d'organe supplémentaire à l'entretien duquel concourent tous les autres pendant la gestation ; Il est naturel, dis-je, que l'enfant qui a ressenti toutes les convulsions éclamptiques, subisse une sorte d'action réflexe qui se manifeste même après sa naissance. La mère et le fœtus ne sont-ils pas solidaires ? Ne voyons nous pas des enfants venir au monde syphilitiques ou ictériques ? Le système nerveux du nouveau-né, d'une extrême délicatesse, ne peut résister à l'ébranlement produit par les secousses éclamptiques ; ou bien l'enfant est pris de convulsions qui l'emportent, ou bien il meurt asphyxié. Comment se produit cette asphyxie ? Dans le sein de sa mère il recevait l'élément vital par le cordon, c'est-à-dire par les vaisseaux utéro-placentaires, par le sang en un mot. Or ce sang n'est-il pas vicié chez la femme enceinte, ou tout au moins considérablement appauvri ? Il pouvait suffire à l'alimentation de l'enfant tant que le cordon reliait celui-ci à sa mère, car alors la quantité suppléait à la qualité ; mais maintenant que la communication est interrompue, que cet être chétif est livré à ses seules forces, ses petits poumons n'ont pas assez de puissance pour rétablir l'hématose, rendre rutilant tout le sang anormal qui remplit son cœur et ses vaisseaux.

Ces causes sont suffisantes, nous le pensons, pour légitimer l'asphyxie qui survient chez l'enfant engendré par une éclamptique.

2° *Influence éloignée.* — Pour expliquer cette influence éloignée ou le retentissement de l'éclampsie sur la constitution ultérieure de l'enfant, nous invoquerons l'analogie des affections nerveuses qui peuvent atteindre la femme longtemps après la parturition où s'est manifestée l'éclampsie.

En effet, les mêmes causes qui avaient produit chez la mère le trouble ultérieur du système nerveux, ne sont-elles pas les mêmes pour l'enfant? L'enfant né d'une chlorotique peut rester chlorotique, ou au moins chétif, faible pendant son enfance, surtout si c'est une fille. Cette chlorose n'entretient-elle pas la susceptibilité du système nerveux, principalement aux approches de la puberté ?

Et, à ce moment, ne voit-on pas se déclarer des crises nerveuses, des convulsions qui souvent ne sont pas bien caractérisées, mais dans lesquelles l'observateur clairvoyant et attentif ne tarde pas à reconnaître l'éclampsie ? Deux enfants, deux jeunes filles nous ont présenté cet état bien caractérisé. L'une est parisienne, l'autre est créole. La première est une ouvrière actuellement dans le service de M. Bourdon, à la Charité.

Voici son histoire en deux mots :

OBSERVATIONS.

I. La nommée X..., âgée de 18 ans, entre à l'hopital pour un tremblement nerveux, sur la nature duquel nous reviendrons bientôt

Les commémoratifs nous apprennent que lorsque sa mère la portait, l'accouchement fut provoqué par des crises nerveuses. Ces convulsions furent causées par une émotion pénible, la pauvre mère venait de voir un des ses enfants écrasé sous ses yeux. C'était donc une multipare. L'accouchement se fit'; l'eufant, aujourd'hui jeune fille, est d'une assez bonne constitution, seulement elle reconnaît avoir toujours un caractère irritable qui l'ennuie, car elle sent qu'un cri, un rien l'agace, elle voudrait réagir mais elle ne le peut «c'est plus fort que moi », dit-elle. Vers l'âge de 15 ans, elle eut une grande frayeur (un homme qui la suivait pour la battre); aussitôt elle fut prise d'un tremblement nerveux et fut soignée, dit-elle, pour la danse de Saint-Guy. Etait-ce bien une chorée? Nous ne pouvons avoir de renseignements bien précis à cet égard. Elle en fut guérie. A 16 ans la menstruation s'établit et fut très-abondante, les règles durant six jours.

Aujourd'hui cette jeune fille a vu reparaître ce tremblement après une vive contrariété. Elle travaille chez un relieur et rien dans sa profession ne peut révéler la cause de la maladie. Nous avons ici à diagnostiquer la nature du tremblement nerveux, à voir s'il appartient à la chorée à l'hystérie ou à l'éclampsie. Les menstrues toujours abondantes reviennent régulièrement. Elle ne perd pas connaissance, mais son sommeil est pénible, elle a des cauchemars. Quand on l'interroge elle répond, mais sa parole est brève, saccadée, sèche, ce qui contraste avec la complaisance qu'elle met à donner les détails qu'elle sait sur son état. Elle n'est point agitée de mouvements désordonnés ; ses bras sont le plus souvent dans la flexion à angle droit (quoiqu'il n'y ait pas contracture) et rapprochés du corps ; on les voit animés de petits mouvements saccadés, et, si on lui prend le bras, la main de l'observateur constate la trépidation caractéristique de l'éclampsie. La malade marche sans trop d'hésitation. Quand elle est au lit, si on place les mains sur ses genoux on sent aussi de la trépidation moins accentuée, une sorte de frémissement fibrillaire exagéré, dont la malade elle-même n'a pas conscience. La pupille est dilatée.

Il n'y a chez cette malade ni bâillements, ni clou, ni boule hystériques, ni rires, ni pleurs intempestifs, en un mot aucun des symptômes bizarres qui annoncent l'accès hystérique.

Le tremblement dont est atteinte cette jeune fille nous semble donc résulter d'un ébranlement du système nerveux dont la prétendue chorée de quinze ans a été une des manifestations et qui se traduit aujourd'hui par du tremblement éclamptoïde.

Cette jeune fille, qui est venue aussitôt l'apparition de cet accident morbide réclamer les secours de la médecine, a été soumise au bromure de potassium. Nous n'avons pas eu le temps de constater les bons effets du traitement trop récemment institué, mais ce que nous pouvons affirmer, c'est que l'affection n'a pas fait de progrès, la jeune fille accuse même un peu de mieux depuis quelques jours.

II. Dans l'autre exemple, la jeune fille, dont nous avons l'observation, est née au milieu de crises d'éclampsie ayant déterminé chez sa mère des lésions des centres nerveux qui ont persisté pendant plus d'une année. Née sous un climat chaud (île Bourbon), cette jeune fille a été toujours influencée pendant son enfance par la chaleur excessive de l'été; son système nerveux, d'une surexcitabilité toute particulière, en a fait une véritable sensitive, sur laquelle la moindre variation de température produit une impression profonde.

Depuis qu'elle approche de la puberté, elle est prise, durant la saison chaude, de convulsions nerveuses, offrant tous les caractères de l'éclampsie : prodromes, accès, coma.

Ces deux exemples suffiraient pour faire toucher du doigt le lien qui rattache le tempérament nerveux de certains enfants, aux crises d'éclampsies puerpérales qui ont eu lieu à leur naissance.

III. Nous avons une autre observation où l'enfant, quelques années après la parturition, a succombé à une affection nerveuse qui s'est développée, de l'aveu des médecins qui lui ont prodigué leurs soins, sous l'influence d'une hyperesthésie nerveuse héréditaire, consécutive à des convulsions éclamptiques de la période puerpérale.

Des faits précités il résulte que l'éclampsie puerpérale exerce une influence fâcheuse sur la santé ultérieure de l'enfant et constitue un tempérament où prédomine l'élément nerveux.

Si l'individu se développe dans un climat où les variations de la température sont brusques, comme sous le ciel des tropiques, l'action du climat s'exerçant sur le système nerveux périphérique ne fera qu'exalter le pouvoir excito-moteur bulbo-spinal. Bientôt diverses affections, telles que la chorée, l'hystérie, l'éclampsie, seront l'expression de cette prédisposition congénitale que le milieu favorable aura contribué à développer rapidement.

CHAPITRE VII

DES ALTÉRATIONS DU SANG CHEZ LA FEMME ENCEINTE.

Avant de rechercher quelle sont les causes de l'éclampsie, nous croyons utile de faire connaître, dans un chapitre spécial, l'état de la science sur les altérations progressives que subit le sang pendant la période puerpérale. Cette anatomie physiologique nous servira de base pour expliquer le genèse de l'éclampsie et instituer le traitement à opposer à cette redoutable affection.

C'est à MM. Andral et Gavarret que revient l'honneur d'avoir fait connaître les changements survenus dans le sang des femmes enceintes.

Les globules rouges diminuent à mesure que la grossesse se développe. Si le chiffre des globules rouges n'est pas sensiblement modifié pendant les quatre derniers mois de la gestation, la diminution devient très-notable dans la deuxième moitié et à la fin de la grossesse où le chiffre des globules rouges oscille entre 90 et 120. On sait que la moyenne de l'état normal est 128.

L'hypoglobulie s'accompagne aussi d'une diminution notable dans la proportion du fer (hypochalybémie de M. Piorry). MM. Becquerel et Rodier ont trouvé que sur 1000 grammes de sang calciné la proportion moyenne du fer est chez une femme saine et en vacuité de 0 gr. 541, chez la femme enceinte elle est de 0 gr. 449, et chez la femme atteinte de chloro-anémie puerpérale de 0 gr. 366.

Comme une sorte de compensation de la diminution des globules rouges, nous noterons, avec Virchow, l'augmentation des globules blancs.

MM. Becquerel et Rodier, ainsi que J. Reynauld (thèse 1847), ont constaté une diminution notable de l'albumine dans l'état puerpéral. Du chiffre 70,5 moyenne physiologique, elle s'abaisse à celui de 68,6 dans les sept premiers mois, et 66,4 dans les deux derniers. De là, la tendance à la production des hydropisies. Ces derniers trouvent encore leur raison d'être dans l'eau du sang dont la proportion augmente à mesure qu'on approche du neuvième mois. Le chiffre physiologique étant 790, on voit la proportion croître dans les derniers mois de 817 à 910 et même 914. Il y a donc à ce moment hydrémie.

Telles sont les sérieuses altérations du sang qu'entraîne la gestation et qui expliquent surabondamment les phénomènes qu'on observe chez les femmes enceintes, tels que troubles de l'estomac, aberration des sens, du goût, de l'ouïe, de la vue (pica, malacia), vertiges, tintements d'oreille, bluettes, etc., etc.

CHAPITRE VIII

ANATOMIE PATHOLOGIQUE.

La connaissance des altérations du sang pendant la grossesse étant acquise, il nous reste à examiner quelles sont les lésions que l'on constate à l'autopsie.

Ce qui frappe tout d'abord dans cet examen, c'est le contraste qu'offre le peu d'étendue des lésions anatomiques avec l'intensité des accidents observés pendant la vie. Mais ne serait-ce pas une preuve que dans quelques cas l'eclampsie ne résulte que d'un ébranlement du système nerveux, d'une hypercinèse nerveuse suraiguë ? Dans la commotion cérébrale où les centres nerveux arrêtés brusquement dans leurs fonctions sont frappés de stupeur, on ne rencontre quelquefois aucune lésion anatomique appréciable. La modification pathologique s'est produite dans l'intimité de la substance nerveuse, dans l'influx vital, pour ainsi dire, et souvent le microscope est impuissant à révéler l'altération qui a pourtant foudroyé l'individu.

D'autres fois, chez l'éclamptique, on trouve un épanchement insignifiant, un simple piqueté du bulbe ou de la moelle. Mais en faut-il davantage pour produire la mort, et dans l'hémorrhagie cérébrale le moindre épanchement dans la substance nerveuse ou dans les ventricules n'est-il pas la seule cause de désordres très-graves, tels que l'hémiplégie ou la paralysie généralisée?

Pour résumer ces altérations anatomo-pathologiques de l'éclampsie nous disons qu'elles ont deux siéges principaux : le cerveau et le le rei n.

1° *Dans le cerveau.* — On peut rencontrer, si la femme a succombé à l'asphysie, la congestion des vaisseaux de l'encéphale, l'injection de la substance centrale ou de petits foyers apoplectiques.

Si l'infiltration de la femme était extrême, on trouve un épanchement séreux plus ou moins abondant dans la cavité sous-arachnoïdienne ou dans les ventricules. Ces accidents sont souvent localisés dans la région bulbo-spinale, d'où rayonnaient, pendant la vie, les manifestations réflexes.

2° *Dans les reins.* — Les lésions rénales ont trait à l'albuminurie, généralement liée à la production de l'éclampsie. Contrairement à MM. Depaul, Blot et Mascarel, nous avons vu Cazeaux affirmer avoir toujours rencontré de l'albumine dans l'urine. Il l'a fait constater par un auteur compétent, M. Rayer. Aujourd'hui, à l'exception des auteurs que j'ai cités, il est généralement admis que la présence de l'albumine est constante dans cette affection. Les altérations du rein en sont la conséquence. On nous permettra donc de ne pas décrire ici l'anatomie pathologique de la maladie de Bright dont les reins de l'éclamptique offrent les traces, mais à des degrés divers suivant que la mort survient au milieu ou à la fin de la grossesse ou après la parturition.

CHAPITRE IX

1° *Opinion des auteurs*. — Pour nous faire une idée bien nette de la nature de l'éclampsie passons en revue, en les citant au hasard, les opinions des divers auteurs sur la pathogénie des convulsions puerpérales.

Pour Trousseau il existe une relation certaine entre l'albuminurie et l'éclampsie, relation qu'il serait imprudent de confondre avec une simple coïncidence. Monneret, cet observateur judicieux, trop tôt ravi à la science, dit dans sa *Pathologie générale*, qu'il est permis de croire que l'état puerpéral, en modifiant la composition du sang, l'innervation et la circulation dans les capillaires généraux, peut à lui seul produire séparément l'anasarque, la convulsion, l'albumine, ou les réunir ensemble dans un état morbide complexe.

M. le professeur Depaul, MM. les Drs Mascarel et Blot prétendent que l'albumine n'est pas aussi fréquente qu'on veut bien le dire chez les femmes enceintes : ils citent quelques cas, et le professeur de la clinique en tire la conclusion que l'albumine n'est pas la cause de l'éclampsie.

Cazeaux est d'un avis tout opposé. « L'albuminurie, dit-il, est la cause et non l'effet de l'éclampsie ; si dans quelques cas on n'a pas trouvé d'albumine dans l'urine, c'est que l'analyse n'en a pas été faite avec assez d'attention ; on sait en effet que dans certains cas la chaleur et l'acide nitrique sont impuissants à déceler la présence de l'albumine, c'est lorsque l'urine et très-chargée d'urates et de phosphates, ce qui rend le diagnostic très-difficile. — Plusieurs fois, continue Cazeaux, j'ai envoyé les pièces à M. Rayer, sans le prévenir et jamais il n'a hésité à reconnaître un des degrés de la néphrite albumineuse.

L'opinion de Simpson nous semble bien résumer le fait de l'empoisonnement du sang. Il disait : (*The Monthly journal* 1852) il est bien probable que l'œdème prémonitoire, la céphalalgie etc. et les convulsions elles-mêmes ne sont pas en relation d'effet à cause avec l'albuminurie ou la lésion rénale, mais que toutes ces circonstances : l'hydropisie, les convulsions, l'albuminurie sont les effets simultanés ou successifs d'une seule et unique cause centrale, à savoir : un état anormal du sang, à la production duquel la grossesse prédispose d'une façon spéciale.

Telles sont les opinions émises à différentes époques sur les causes de l'éclampsie; examinons maintenant les trois théories principales sur lesquelles les accoucheurs et les physiologistes contemporains ne sont pas d'accord et d'où ils font dériver l'éclampsie puerpérale.

Albuminurie. — Cette affection est fréquente pendant la période de la gestation. Rare dans les quatre premiers mois de la grossesse, elle apparaît et s'accentue de plus en plus à mesure qu'on approche du terme, c'est-à-dire de la parturition. C'est elle, quoi qu'en disent quelques auteurs, qui se lie aux perturbations si alarmantes survenant chez la femme enceinte, comme chez la femme en travail ou nouvellement accouchée.

Comment se produit cette albuminurie? M. le professeur Gubler, comparant la proportion des globules rouges et celle de l'albumine chez la femme enceinte, note une prédominance relative de l'albumine du sang par rapport au chiffre des globules. Cette superalbuminose, qui n'est plus en harmonie avec les conditions de stabilité des éléments constitutifs du liquide nourricier, serait, d'après cet observateur, la cause déterminante de l'albumine. Cette théorie séduisante autant qu'ingénieuse est-elle la vraie ? Le cadre de notre thèse ne nous permet pas d'examiner à fond cette question d'équilibre des éléments du sang qui est plutôt du domaine de l'histologie pathologique.

Dans l'article *Albuminerie*, de son dictionnaire, M. Jaccoud, reconnaissant pour cause de l'albuminurie la compression de la veine rénale et de la veine cave inférieure par l'utérus distendu, s'exprime ainsi : le plus souvent ce phénomène ne se montre qu'à partir du sixième mois de la gestation (Rosenstein, Braun) et tout concourt alors à produire une gêne considérable dans la circulation abdominale : celle du rein est entravée au même titre que celle du foie et de la rate (Virchow) et la pression, anormalement accrue dans les capillaires des touffes de Malpighi, amène le passage de l'albumine dans l'urine. Cette manière de voir, qui est aujourd'hui universellement acceptée (Frerichs, Braun, Rosenstein, Wieger, Beckmann, Krassing, Brown-Séquard), n'est pas applicable, cela va sans dire, à l'albuminurie qui survient exceptionnellement dans les quatre premiers mois de la grossesse. Il ne peut plus être question, à cette époque, de la gêne de la circulation dans les veines rénales et le processus pathologique est absolument différent.

Hydropisie. — L'œdème des membres inférieurs chez la femme est dû à deux causes : une locale (la compression des gros vaisseaux par l'utérus), l'autre générale (l'altération du sang.) La première produit l'anasarque, conséquence de l'albuminurie; la seconde l'infiltration due à la pléthore séreuse, comme le disait Beau.

Tant que l'hydropisie se borne à l'infiltration hydrémique, elle n'offre pas trop de danger. Mais si elle se complique d'anasarque, redoutez l'empoisonnement albuminurique et l'imminence des convulsions éclamptiques.

Urémie et Ammoniémie. — Une autre théorie, celle de l'urémie en grand honneur chez les théoriciens d'Outre-Rhin, a peine à trouver grâce devant la rigoureuse précision de l'illustre expérimentateur du Collége de France.

Avant l'épreuve contradictoire de Cl. Bernard, M. Rayer avait, un moment, par des travaux remarquables, presque donné droit de cité à la théorie de l'empoisonnement possible du sang par l'urée.

Frerichs tenta de réédifier sur l'ingénieuse hypothèse de la transformation de l'urée en carbonate d'ammoniaque, la théorie allemande battue en brèche par Claude Bernard. Mais une seconde fois soumise au contrôle de l'expérience physiologique, l'urémie, se présentant sous le nom d'ammoniémie, fut démasquée et convaincue d'erreur. En effet d'une part, une forte quantité d'urée injectée dans les veines d'un animal ne produit pas d'accident convulsif comparable à l'éclampsie; d'autre part il est démontré que, loin d'être un fait pathologique, la présence du carbonate d'ammoniaque dans le sang constitue l'état physiologique.

Urinémie. — Une dernière théorie proposée par Schottin attribue les accidents urémiques non à l'urée mais aux *matières extractives* de l'urine retenues dans le sang. Soutenue par deux auteurs compétents, les professeurs G. Sée et Gubler, cette théorie nouvelle semble devoir faire son chemin. C'est celle qui jusqu'ici a rallié le plus de partisans.

CHAPITRE X

ÉTIOLOGIE ET PATHOGÉNIE

Etiologie et Pathogénie. — Les causes de l'éclampsie puerpérale se divisent en causes *prédisposantes* ou préparantes et en causes *occasionnelles* ou déterminantes.

I. Causes prédisposantes. — Nous distinguerons les causes prédisposantes en essentielles et en accidentelles.

A. Causes prédisposantes essentielles. — M. Velpeau disait avec raison que, dans le cours de la grossesse, l'éclampsie est en quelque sorte préparée par un travail de chaque jour.

Dès les premiers mois le système nerveux est modifié, il y a des palpitations et l'on voit chez beaucoup de femmes de la bizarrerie dans les goûts, des changements dans le caractère, quelques-unes ont de la tristesse ou des caprices analogues aux antipathies soudaines que l'on voit apparaître souvent à l'époque de la ménopause.

La suppression des règles, le travail utérin qui se fait en neuf mois, tous ces phénomènes concourent à imprimer au tempérament un cachet tout particulier, et l'on pourrait désigner par le mot de *tempérament puerpéral* cet état passager mais constant et plus ou moins accentué qui survient chez la femme à l'époque de la gestation. En comprimant fortement l'aorte abdominale, l'utérus gravide empêche le sang de circuler librement, celui-ci reflue alors vers le cerveau, il y a tendance aux congestions, d'où production possible de l'éclampsie.

Pendant le travail, les douleurs et les différentes évolutions de l'enfant combinées avec les efforts de l'utérus, la résistance du plancher périnéal, le peu de souplesse des organes utéro-vulvaires chez la primipare, ce sont toutes causes suffisantes pour expliquer une action réflexe sur le système nerveux préparé par la grossesse et dont le paroxysme se traduit par l'éclampsie.

Après la délivrance, l'évacuation brusque de la matrice, la circulation rapide des gros vaissseaux, augmentée par les battements énergiques du cœur qui reste hypertrophié ; en un mot cette déplétion rapide du

cerveau et de la partie supérieure du corps au profit des membres inférieurs amène un bouleversement qui a son retentissement sur le système
nerveux et peut provoquer des convulsions.

B. Causes prédisposantes accidentelles. — Nous appelons ainsi les
causes qui ne dépendent pas nécessairement de la grossesse, et qui
peuvent ne pas se montrer du tout chez les femmes enceintes.

Mais lorsque ces conditions que nous allons énumérer se rencontrent,
elles sont d'une importance capitale : telles sont en première ligne
l'albuminurie, l'infiltration du tissu cellulaire, l'urémie ou urinémie, la
primiparité, l'hérédité des éclampsies antérieures, les influences cosmiques, les convulsions épidémiques.

1° *Albuminurie.* — Le développement donné plus haut aux diffé.
rentes théories sur la genèse de l'éclampsie nous permet d'être bref sur
cet article. Nous dirons pourtant que : ou l'albuminurie est essentielle, ou
il y a néphrite causée, 1° par la distension utérine que produit l'hy-
dramnios ou une grossesse gémellaire; 2° par le rachitisme; 3° par la
primiparité.

2° *Urémie.* — Est-ce l'urémie elle-même, (Claude Bernard a prouvé
son innocuité ainsi que celle de l'ammoniémie) est-ce l'urinémie qui est
la cause de l'éclampsie ? l'arrêt du physiologiste du Collége de France
n'a pas encore frappé cette dernière théorie. (Voir plus haut.)

3° *Infiltration* du tissu cellulaire. — Celle-ci est un phénomène d'exosmose séreuse extra-vasculaire ou d'hydrémie qui par lui-même n'a
pas beaucoup d'importance, mais qui prend une valeur relative fort
grande, car c'est le signe précurseur de l'albuminurie.

4° *Primiparité.* — Par les statistiques d'éclampsie, on voit que
8 fois sur 10 l'éclamptique était primipare. Est-il besoin d'énumérer
ici les nombreuses raisons de cet accident, et ne comprend-on pas que
la première gestation est une terrible école pour l'organisme de la
femme qui se marie jeune. Ses organe s usqu'alors dans le calme le
plus complet se trouvent brusquement modifiés dans leur manière
d'être et se voient incomber tout à coup la lourde responsabilité de la
reproduction.

Nous pouvons rapprocher des jeunes primipares les femmes qui ne
deviennent mères pour la première fois que vers 35 ou 40 ans. Celles-

ci sont exposées aux convulsions éclamptiques. En effet, plus elles s'é-
loignent de l'âge de puberté, plus leurs organes perdent de leurs souplesse. Il en est de même des femmes multipares dont les grossesses ont
lieu à de très-longs intervalles. L'appareil génital en effet étant rentré
dans le calme depuis longtemps, les organes avaient repris de la toni-
cité, et s'il survient une grossesse c'est pour elles comme une nouvelle
primiparité.

5e *Éclampsies précédentes et hérédité.* — La femme dont la mère a été
éclamptique et qui a eu elle-même des accès convulsifs à une parturition antérieure, est en droit de redouter de nouveaux accès à ses
autres parturitions. Ici l'observation clinique offre des faits contradictoires ; c'est ce qui rend compte de la divergence d'opinions des auteurs à ce sujet. Quelques-uns en effet, à l'encontre de l'opinion que
nous venons d'émettre, admettent, (pour l'avoir constaté) que le fait
d'une première parturition accompagnée de convulsions puerpérales
constitue une sorte d'immunité à l'égard de l'éclampsie pour les parturitions ultérieures.

6o *Épidémie. Imitation.* — Mme Lachapelle et d'autres accoucheurs
ont remarqué que lorsque, dans une salle d'accouchements, un accès
d'éclampsie éclate, il n'est pas rare de voir survenir les mêmes phénomènes chez d'autres femmes également dans l'état puerpéral. Faut-il in-
voquer ici l'influence de l'*imitation*, comme le dit M. Bouchut pour les
uévroses telles que l'hystérie ? doit-on attribuer ces accès sympathiques
à la propagation d'un principe éclamptigène, comme cela se produit,
dit-on, pour cette fédération morbide qui a nom fièvre puerpérale ? La
question n'est pas résolue, le fait est simplement constaté et nous le li-
vrons à la méditation de nos lecteurs.

7° *Influences cosmiques.* — Dans la saison chaude, comme dans les
pays à température élevée, il est une cause individuelle qui consiste
dans une grande excitabilité du système nerveux, telle que l'on la voit
conférée par l'hérédité dans certains cas et qu'elle existe fréquemment
dans les climats chauds. On sait en effet qu'une température élevée
excite directement le système nerveux et qu'en activant le cœur elle
donne à la circulation une ampleur qui aboutit au même résultat, celui
d'exciter le système nerveux,

Ajoutons que les variations de température *brusques* et étendues qui ont lieu du our à la nuit dans beaucoup de climats chauds en excitant itérativement les nerfs de température, rendent les centres nerveux récepteurs plus excitables.

Cette influence cosmique des variations *brusques* et étendues de la température ne se borne pas à développer cette excitabilité nerveuse dont la permanence constitue le tempérament nerveux; mais elle peut encore jouer le rôle de cause occasionnelle pour faire éclater les attaques convulsives. En effet, il n'est pas douteux que le tétanos *endémique* n'atteigne, de préférence, dans les climats chauds les enfants des nègres qui en leur qualité de *petits enfants* sont plus exposés au refroidissement et comme *noirs* passent souvent les nuits en plein air, subissant ainsi, presque sans défense, les énormes variations de température du jour à la nuit (quelquefois 10 et 15 degrés).

Qu'on nous permette une petite digression. Il est un préjugé contre lequel nous ne saurions trop nous élever, c'est celui qui, à Bourbon par exemple, veut que les petits enfants des nègres soient constamment tout nus. On croit que c'est un moyen de les fortifier; nous venons de dire, au contraire, que rien n'était plus favorable au développement de maladies graves qui ne font que de trop nombreuses victimes.

Il n'est pas moins certain que la colique nerveuse endémique des pays chauds frappe surtout les habitants du littoral où existent les variations étendues de la température, et atteint sur les bâtiments à vapeur principalement le personnel de la machine.

Ces observations font naître la pensée de chercher à vérifier si dans les climats chauds l'éclampsie est plus fréquente là où existent les variations brusques et étendues de la température et chez les personnes qui y sont le plus exposées.

En effet, en admettant avec la majorité des auteurs que l'éclampsie puerpérale se lie à peu près invariablement à une albuminurie due aux troubles de la circulation rénale causés par l'utérus gravide, ce qui implique alors empoisonnement du sang par l'urée (urémie) ou par le carbonate d'ammoniaque (ammoniémie), ou enfin par les matières extractives ou même dans les éléments de l'urine (urinémie), empoisonnement du sang qui augmenterait l'excitabilité du centre moteur bulbo-spinal, il resterait à savoir pourquoi certaines femmes fortement albuminuriques et urémiques échappent à l'éclampsie, alors que d'autres dont le sang est moins altéré en sont atteintes. Nous ne trouvons guère l'explication de ce phénomène que dans l'influence qu'exerce directement la chaleur sur les nerfs périphériques, les nerfs de température, et les modifications qui se transmettent au centre bulbo-spinal par ces mêmes nerfs sensitifs, quand les variations du thermomètre sont par trop brusques. Cette impression fâcheuse se répétant chaque jour chez la femme grosse qui habite un climat brûlant finit par monter au ton pathologique et faire éclater des accès éclamptiques.

Résumons en un précepte pratique les causes prédisposantes longuement énumérées plus haut :

1° Si la femme est primipare et si elle est infiltrée, SONGEZ A L'ÉCLAMPSIE.

2₀ S'il y a albuminurie, urémie ou urinémie, CRAIGNEZ L'ÉCLAMPSIE.

3₀ Si, enfin, *outre les signes précédents*, elle est dans un climat où l'éclampsie est fréquente, ou si elle a été éclamptique à ses parturitions antérieures, REDOULEZ L'ÉCLAMPSIE.

Telle est la marche à suivre pour le cours de la grossesse.

II. CAUSES OCCASIONNELLES OU DÉTERMINANTES. — Toute sensation sur un point quelconque de l'économie peut déterminer des convulsions réflexes. Ces excitations sont d'autant plus à craindre que le pouvoir excito-moteur de la femme est plus développé par le fait même de la grossesse. Nous diviserons ces causes en morales et physiques.

1° *Causes occasionnelles morales.* — Toutes les émotions, de quelque nature qu'elles soient, peuvent déterminer des accès convulsifs : ainsi la vue d'une personne peu sympatique, une mauvaise nouvelle, une lecture ou une conversation capable d'exciter la colère ou une autre passion, la présence d'une personne qui inspire de la crainte. C'est ainsi que, dans l'ancienne Rome, la femme en couche avait droit au respect de tous. Une loi interdisait l'entrée de leur maison aux magistrats eux-mêmes ; le cours de la justice, l'exécution d'un arrêt était suspendu pour la femme par le seul fait qu'elle était en couche ; et pour que les citoyens respectassent son asile, il suffisait, dit Juvénal, de suspendre une couronne à sa porte :

> *Foribus suspende coronas*
> *Jam pater es....*

2º *Causes occasionnelles physiques.* — Elles peuvent se diviser en cosmiques ou extérieures, et en organiques ou intérieures.

A. — Causes organiques. — Elles sont produites par action réflexe venant :

a. — *Des organes de la génération.* — Un bassin mal conformé, le rachitisme (P. Dubois), des tumeurs pelviennes, un orifice oblitéré ou trop rigide, une mauvaise présentation, le vagin, la vulve, le périnée trop résistants ; un enfant mal conformé, une grossesse gémellaire, un monstre, la rétention du délivre, etc. etc.

b. — *De la vessie.* — Distension excessive par l'urine.

c. — *De l'intestin et de l'estomac.* — Tumeurs stercorales, vers intestinaux, une indigestion, de la pneumatose intestinale.

c. — *De l'appareil respiratoire.* — Asthme. Toux de bronchite.

d. — *De l'appareil circulatoire.* — Une hémorrhagie grave. La déplétion trop rapide de l'utérus, rompant l'équilibre de la masse sanguine.

B. — causes cosmiques. — Les mêmes qui étaient des causes prédisposantes par leur influence continue, peuvent devenir causes déterminantes, par une dernière action qui alors fait atteindre au paroxysme et éclater la crise nerveuse.

a. — *Mouvements imprimés au corps.* — Le moindre déplacement, des efforts de défécation ou de miction, le changement de lit, la marche intempestive, une chute, etc., peuvent provoquer une crise.

b. — *Impression sur les nerfs sensitifs et sensoriaux.* — Douleur en un point quelconque, une sciatique, une névralgie intercostale, dentaire ; du bruit, une lumière trop vive, une musique éclatante, discordante, (pour les oreilles musicales et susceptibles), un roulement de tambour.

En résumé, l'éclampsie est préparée par les modifications apportées dans l'organisme par la grossesse, modifications au nombre desquelles les altérations multiples de sang jouent le principal rôle, et qui toutes retentissent sur le système nerveux sensitivo-moteur.

Cette excitation progressive du système nerveux, qui côtoie constamment l'état morbide, est souvent portée à son summum d'acuité par une des causes occasionnelles énumérées plus haut, mais le plus souvent c'est l'altération du sang par l'albumine, ou les matières extractives de l'urine, qui détermine les désordres convulsifs si faciles à faire éclater dans ce terrain préparé de longue main par la gestation.

CHAPITRE XI

TRAITEMENT.

Le rôle du médecin ne consiste pas seulement à reconnaître une maladie, à découvrir dans le passé la cause qui l'a engendrée et à en prévoir la gravité pour l'avenir. Le praticien doit avant tout traiter le malade, c'est-à-dire chercher à le soulager et à le guérir. Le traitement de l'éclampsie comme celui de toute autre maladie est l'application raisonnée des connaissances fournies par l'étude des causes et des symptômes. Il comprend deux indications : 1° prévenir le développement de l'affection si cela est possible (Traitement préventif) ; 2° combattre la maladie lorsqu'elle est déclarée (Traitement curatif.)

TRAITEMENT PRÉVENTIF.

Il est des maladies qui éclatant soudainement ne peuvent être prévues et partant ne sauraient être soumises à un traitement préventif. Les convulsions puerpérales n'appartiennent pas à cette classe de maladies, car elles ne surgissent pas à l'improviste chez une femme en parfaite santé. Elles sont préparées longtemps à l'avance par une altération multiple du sang, sur la nature de laquelle les explications fournies par les auteurs ne sont pas unanimes (albuminurie, urémie, urinémie...) et par un état de pléthore séreuse. Cet excès de vascularité, cet empoisonnement du sang augmente la surexcitabilité bubo-spinale qui rend le sujet capable, à un moment donné, d'exprimer sous forme de mouvements réflexes fortement accentués et désordonnés, c'est-à-dire sous forme de convulsions éclamptiques, des impressions souvent très-légères. Pour empêcher l'organisme d'en arriver à ce point d'impressionnabilité, il convient donc de lutter avec énergie contre l'excès de vascularité d'une part, et contre l'altération de la composition du sang d'autre part. En d'autres termes, pour prévenir l'apparition des convulsions éclamptiques, il faut combattre les conditions anatomo-pathologiques du sang et de la circulation dont ces convulsions sont la conséquence.

L'éclampsie frappant plus spécialement les femmes *primipares, infiltrées* et *albuminuriques,* quand une femme offrira réunies ces trois causes pathogéniques, ce sera le cas d'appliquer le traitement préventif.

A. — *Traitement préventif médical.* — Contre l'hypoglobulie, il faut prescrire les toniques et les réparateurs du sang. Le fer, sous toutes ses formes, le quinquina, les amers, une alimentation animale, l'exercice modéré et le séjour dans un air pur, à la campagne si c'est possible.

A la tension vasculaire et aux congestions bulbo-spinales qu'elle peut engendrer, on doit opposer la saignée, les purgatifs salins, les diurétiques et une bonne hygiène.

1o La saignée préventive pratiquée dans les derniers mois de la grossesse est excellente, aussi est-il regrettable que de nos jours on en fasse un emploi si rare. Il est souvent nécessaire de renouveler plusieurs fois la saignée, mais, comme il suffit de retirer chaque fois 150 à 200 grammes de sang, elle n'offre pas les dangers de la saignée curative, de la saignée à outrance, préconisée par certains auteurs. On a cité bien des femmes qui n'ont pu mener leur grossesse à terme sans convulsion que grâce à la saignée, ainsi que le prouve ce fait que nous empruntons à Devees : « Une dame primipare qui, vers la fin de sa grossesse, éprouvait de fréquentes douleurs de tête, négligea de se faire saigner et éprouva, dès le début du travail, une attaque d'éclampsie grave, à laquelle toutefois elle survécut. Pendant sa seconde grossesse, elle fut saignée assez abondamment et accoucha sans accidents. A sa troisième et à sa cinquième grossesse, la saignée ne fut pas pratiquée, et elle fut prise de convulsions, tandis qu'aux autres gestations, elle eut recours à ce moyen et accoucha très-heureusement. »

2o Les purgatifs salins agissent sur le tube intestinal en soustrayant par exosmose l'eau du sang sans enlever les globules ; ils conviennent donc merveilleusement pour diminuer la tension vasculaire dans le rein, dans les centres nerveux et dans les autres organes. La saignée au contraire offre l'inconvénient de soustraire avec l'eau les principes réparateurs du sang, les globules. M. le professeur Martin-Damourette, dans ses savantes leçons sur la thérapeutique, s'exprime ainsi :

« L'exosmose intestinale déterminée par les purgatifs doit être nécessairement utile dans le traitement préventif de l'éclampsie, car elle est capable à la fois de diminuer le travail fonctionnel du rein si souvent atteint dans cette affection et d'éliminer une partie des principes nuisibles accumulés dans la circulation. »

3° Les diurétiques employés efficacement comme dérivatifs et déplétifs dans les hydropisies extra-vasculaires, c'est-à-dire contre les infiltrations séreuses des tissus, devraient être employés également au moins pour combattre l'hydropisie intra-vasculaire, l'hydropisie du sang, si nous pouvons ainsi parler, c'est-à-dire l'hydrémie, l'augmentation de proportion d'eau dans le torrent circulatoire. Mais, comme dans l'éclampsie il arrive souvent que les reins sont malades, dès lors on a à redouter que les diurétiques en imprimant un surcroît d'activité à ces organes malades, n'augmentent la lésion primitive et ne la rendent mortelle (maladie de Bright); d'un autre côté chez l'éclamptique, ce ne sont plus seulement les principes normaux de l'urine, qui filtrent à travers les reins plus ou moins atteints, ceux-ci laissent échapper l'albumine du sang de telle sorte que les diurétiques à côté des avantages qu'ils présentent, ont en outre un résultat désastreux, celui de concourir à l'appauvrissement du sang en favorisant la déperdition d'albumine. D'après ces données, si la femme urine en quantité normale, il faut s'abstenir de diurétiques, surtout de ceux qui agissent directement et spécialement sur le rein au moment de leur élimination par cette voie. Mais si les urines sont rares, malgré les inconvénients signalés, on sera autorisé à prescrire quelques diurétiques légers, parce qu'on a à redouter un accident non moins grave : l'intoxication urémique ou urinémique. Les préparations de digitale seront préférées au nitrate de potasse, et le plus souvent il suffira de prescrire aux repas l'usage du vin blanc coupé avec de l'eau de Seltz, prise en assez grande quantité. C'est un diurétique excellent et inoffensif.

Nous devons ajouter qu'en même temps qu'on combat les conditions anatomiques qui préparent l'éclampsie, on doit s'attacher, dans le traitement préventif, à éloigner autant qu'il est possible toutes les causes provocatrices des accès ; recommander à la malade de se soustraire aux émotions vives de l'âme, de s'abstenir d'exercice violent, prescrire des bains aux femmes nerveuses, surveiller les digestions, combattre la constipation....., en un mot, appliquer les préceptes d'une hygiène rigoureuse, les imprudences et les écarts de régime pouvant provoquer les accès. Grâce à ces précautions multiples, on parviendra à prévenir l'éclampsie ou à faire avorter l'accès s'il est imminent.

Pour ce qui concerne plus spécialement la pratique dans les climats à température élevée, nous ajoutons, d'après M. le professeur Martin-Damourette : les variations *brusques* et *étendues* de la température qui s'observent dans les pays chauds doivent entrer en ligne de compte dans les causes individuelles et cosmiques de l'éclampsie puerpérale. Il est évident dès lors qu'il faut soustraire autant que possible la femme grosse à ces variations brusques de la température qui favorisent d'ailleurs et provoquent le passage de l'albumine dans l'urine, en exagérant la fonction du rein, supplémentaire de celle de la peau. Sous ce rapport, la flanelle, les frictions, les bains, etc..., sont indiqués dans les précautions à prendre contre l'éclampsie.

Traitement préventif obstétrical. — A. — *Pendant la grossesse.* —

En premier lieu, l'éclampsie est accusée par une altération du sang, et cette modification du fluide nourricier, en remontant plus haut dans la succession des phénomènes, reconnaît pour cause première la grossesse.

En second lieu il est certain que, si l'évacuation de la matrice ne met pas fin d'une manière définitive aux accès d'éclampsie, du moins le plus ordinairement les convulsions cessent après la délivrance. Dès lors il vient naturellement à l'esprit du chirurgien, pour conjurer l'éclampsie imminente chez une femme prédisposée, d'arrêter la grossesse en provoquant soit l'accouchement prématuré, soit même l'avortement. Grave question ! C'est logique, mais ce qui est logique n'est pas toujours légal ni moral. Avec la grande majorité des accoucheurs, nous ne croyons pas qu'il soit permis, pour soustraire une femme à une maladie que l'on ne fait que redouter encore et qui n'est pas toujours nécessairement mortelle, de pratiquer l'avortement, c'est-à-dire de sacrifier l'enfant; car après tout qu'est-ce que l'avortement, si ce n'est la mort du fœtus. Donc jamais nous ne conseillerons de pratiquer l'avortement comme traitement préventif de l'éclampsie pendant la grossesse.

En ce qui concerne la provocation de l'accouchement prématuré à titre de moyen préventif d'une éclampsie qui menace, l'opération peut être proposée; l'indication en est au moins rationnelle. Encore faut-il, dans l'intérêt de l'enfant, ne prendre cette détermination extrême qu'après mûre réflexion, et ne pas accoucher prématurément, de parti pris, toutes les femmes chez lesquelles on craint de voir éclater l'éclampsie. M. Tarnier, qui est un des rares partisans de l'accouchement prématuré comme moyen préventif de l'éclampsie, et dont le savoir justifie la hardiesse, déclare être disposé à y recourir, non dans tous les cas indistinctement, mais lorsque les conditions suivantes existent ; il faut dit-il :

«1° Que la grossesse ait atteint la fin du 8° mois, afin que l'enfant nouveau-né puisse s'élever sans trop de difficultés; 2° que l'albuminurie soit parvenue à un haut degré ou que la malade ressente quelque signe précurseur de l'éclampsie; 3° que la femme soit primipare ou qu'elle ait été atteinte d'éclampsie à un accouchement précédent; 4° qu'on ait constaté l'inefficacité du traitement médical et en particulier de la saignée. Dans ces conditions, l'accouchement prématuré me paraît rationnel et je me déclare disposé à y avoir recours, à moins que des faits ultérieurs ne viennent donner un démenti formel à ma manière de voir. »

En résumé : Pendant la grossesse, quand nous verrons une femme *infiltrée* et *albuminurique*, nous redouterons l'éclampsie, surtout si cette femme est en même temps primipare; nous mettrons alors en œuvre les moyens préventifs hygiéniques et médicaux dont la pratique a consacré l'efficacité, tels que toniques et reconstituants, fer, quinquina, alimentation fortifiante, hygiène régulière, régime doux, repos du corps, calme de l'esprit, diurétiques légers si les urines sont rares, de temps en temps un purgatif salin et avant tout, selon les cas, 1, 2, 3 petites saignées préventives. Jamais, à titre de moyen préventif, nous ne pratiquerons l'avortement ni même l'accouchement prématuré; bien que cette opération ne soit pas irrationnelle; mais la clinique n'a pas encore sanctionné la valeur réelle de ce moyen qui n'est du reste pas exempt de danger.

B. — *Pendant le travail.* — Le traitement préventif de l'éclampsie pendant le travail se résume en quelques points: 1° prévenir et combattre toutes les causes de dystocie qui, par action réflexe, tendent à devenir cause occasionnelle d'accès convulsifs, 2° vider la vessie et le rectum ; 3° badigeonner le col avec de l'extrait de belladone, si le travail de dilatation se fait lentement et avec douleur; 4° enfin, avant tout, chloroformiser la femme si les contractions sont *agaçantes* et *trop vives*. On calme ainsi la douleur qui accompagne le traumatisme utéro-vulvaire pendant le travail, douleur qui, excitant le centre nerveux, peut se réfléchir sous forme d'accès convulsifs.

Toutes ces précautions doivent être prises surtout quand la femme que l'on assiste aura eu des convulsions à ses parturitions antérieures.

C. — *Après la delivrance.* — L'accouchement une fois terminé, débarrasser la matrice de l'arrière-faix et des caillots; s'assurer de la rétractilité de l'utérus. Tels sont à peu près les seuls soins sur lesquels doive se porter l'attention du médecin pour prévenir l'éclampsie, lorsque la femme semble y être prédisposée.

TRAITEMENT CURATIF.

Lorsque le traitement préventif sagement institué et scrupuleusement suivi sera impuissant à conjurer l'éclampsie, le cas est grave; il faut alors attaquer le mal vigoureusement, lui opposer les meilleurs moyens réputés curatifs. Ces moyens sont, les uns des agents médicaux (*Traitement médical*), les autres des opérations chirurgicales (*Traitement obstétrical*). On les emploie, les unes pendant le coma, les autres dans l'intervalle des accès ou bien indistinctement dans ces deux cas, pour quelques-uns d'entre eux.

Pendant la période convulsive de l'accès, il convient de prendre quelques précautions. 1° Pour que la femme ne se blesse pas, on place une personne près du lit, sa mission est d'empêcher la malade de tomber, car bien que les convulsions se fassent en place, et ne soient pas désordonnées, à chaque mouvement l'éclamptique change un peu de position, se rapproche insensiblement du bord du lit et finit par tomber à terrre. Quand on n'a pas de garde-malade, on place deux planches en long de chaque côté du lit : l'éclamptique est ainsi dans une sorte de bateau. Contenir la femme sans violence pour l'empêcher de tomber du lit, voilà donc un premier précepte; il est inutile et souvent nuisible, à moins de cas exceptionnel, de mettre la malade dans une camisole de force, car on a remarqué que les mouvements convulsifs augmentaient d'intensité quand on cherchait à les contenir par la violence. 2º On doit reporter la langue derrière les arcades dentaires avec les doigts ou un linge, dès le début de l'accès, afin que, pendant le trismus qu'on observe si souvent au plus fort de la convulsion, elle ne soit pas mordue ou coupée. Pour empêcher la mutilation de la langue, on peut maintenir les mâchoires écartées, par l'interposition d'un corps étranger; une bande roulée me paraît très-convenable. Ce corps étranger n'a pas, d'une part, n'étant pas trop dur, l'inconvénient d'une spatule ou d'une cuiller contre laquelle se brisent presque infailliblement les incisives, d'après la remarque très-pratique de Mme Lachapelle; d'autre part, n'étant pas trop mou, ce rouleau de toile est préférable au bouchon de liége, qui est aisément coupé par les dents, dans le resserrement tétanique des mâchoires.

Ajoutons que le bouchon, ou un bois taillé peut tomber dans l'arrière-gorge et étouffer la pauvre éclamptique qui a déjà assez de causes d'asphyxie.

3º Prescrire le calme absolu aux personnes impressionnables, écarter les importuns, les parents ou amis qui se pressent trop nombreux autour du lit, ce qui vicierait l'air et l'empêcherait d'arriver largement à la malade. Enfin, il paraît favorable d'humecter doucement le front et le visage de l'éclamptique avec un linge trempé dans de l'eau froide.

A. — *Traitement curatif médical.* — Les agents thérapeutiques préconisés contre l'éclampsie sont loin d'avoir tous une égale efficacité. En première ligne nous plaçons le chloroforme, et la saignée, les sangsues, les révulsifs cutanés et intestinaux, le bromure de potassium, le chloral, etc., et un ou deux autres moyens proposés, mais rarement employés, que nous ne ferons que mentionner.

SAIGNÉE.

Saignée. — Pour ceux qui, avec nous, rattachent l'éclampsie à l'hypoglobulie et à une sorte d'empoisonnement du sang causée par l'accumulation de l'urée ou d'autres principes dans le système circulatoire, il est irrationnel d'employer la saignée pour traiter l'éclampsie; les émissions sanguines devant être plutôt nuisibles qu'utiles. Cependant, nous devons le reconnaître avec sincérité, quelques observations clinilques donnent à nos prévisions un démenti qui n'est pas aussi forme qu'on pourrait le croire, si l'on prend la peine de suivre les sujets quelque temps après leur maladie. Cazeaux range la saignée au premier rang des moyens curatifs, et Depaul, exprimant en cela l'opinion de bien des praticiens, dit : « Après avoir vu employer et après avoir employé moi-même dans des cas très-nombreux les différents modes de traitement qui ont été conseillés contre l'éclampsie, je n'hésite pas, et cela avec une entière conviction, à mettre en première ligne les émissions sanguines générales, portées assez loin pour faire perdre aux malades, dans l'espace de quelques heures, 1,000 gr., 1,500 et 2,000 gr. de sang selon les cas et l'effet produit. »

Il est vrai que tout le monde ne partage pas pour les saignées l'enthousiasme un peu systématique de M. Depaul, car son collègue. M. le professeur Pajot, dont l'autorité n'est pas à dédaigner en pareille matière, disait dans une de ses leçons à la Faculté :

« Il y a encore quelques médecins français qui saignent les éclamptiques à outrance. J'ai vu cette méthode employée tant de fois sans succès que je ne la conseille pas. Ce n'est pas pourtant qu'il faille bannir complétement la saignée du traitement de l'éclampsie ; chez certaines femmes robustes, pléthoriques, elle réussit..... »

Toujours est-il, de l'aveu de tout le monde, que la saignée et les émissions sanguines locales ont une valeur curative réelle dans l'éclampsie ; elle diminue la masse générale du sang, défluxionne les centres nerveux qui ont de la tendance à se congestionner, et en olighémiant le centre bulbo-spinal, amortit l'excitabilité réflexe qui entretient l'hyperémie et de laquelle dérivent les accès convulsifs. D'après ce mode d'action, pour obtenir de bons effets de la saignée, il faut qu'elle soit large, copieuse, déplétive, et alors ses avantages se trouvent contrebalancés par de graves inconvénients pour le présent et pour l'avenir. *Pour le présent*, il est à craindre que, poussée au delà de certaines limites, la déplétion du système vasculaire ne devienne elle-même une cause de trop d'excitation pour le bulbe et pour la moelle, comme cela s'observe à la suite des grandes hémorrhagies dont les symptômes ultérieurs sont presque toujours ceux des convulsions. *Pour l'avenir*, la saignée appauvrit le sang de l'éclamptique déjà très-pauvre, plonge la malheureuse dans un état chloro-anémique dont l'intensité et la persistance inspirent toujours de grandes craintes. Il en résulte que, si la saignée faite avec mesure est utile à la femme pour le moment de l'accès, elle lui prépare pour l'avenir un état d'affaiblissement organique d'où il lui est souvent bien difficile de sortir.

Nous saignerons donc dans l'éclampsie confirmée, mais nous ne saignerons pas à outrance : ce serait pour sauver le présent compromettre presque sûrement l'existence de la femme dans un avenir prochain.

Quel vaisseau convient-il d'ouvrir? Certains accoucheurs conseillent l'artériotomie de la temporale superficielle, d'autres préfèrent la phlébotomie du pied ou celle du bras; enfin, il est des médecins qui ont préconisé l'ouverture de la jugulaire externe. Nous avouons que nous ne voyons pas trop quels avantages on peut retirer de l'ouverture de la veine du pied; d'autre part, il est difficicile d'arrêter le sang quand on a phlébotomisé la jugulaire, c'est pourquoi la saignée du bras est celle qui nous paraît la plus opportune.

Comment faut-il ouvrir la veine? — Elle ne doit pas être trop largement ouverte; une ouverture moyenne suffit pour que le sang s'échappe abondamment, car le sujet comateux sur lequel on opère étant semi-asphyxié, son système veineux est gorgé de sang. Cette manière de pratiquer, avec la lancette, la ponction de la veine, n'est pas conforme à l'enseignement de tous les maîtres; ainsi Cazeaux veut que la veine soit largement ouverte; Ramsbotham dit même que, si le jet de sang est petit, l'efficacité de la saignée est presque nulle, et qu'il vaut mieux ouvrir immédiatement une autre veine. Malgré l'autorité de ces savants, qu'il nous soit permis de maintenir notre premier précepte, qui est ainsi justifié par M. le Dr Ferdut : « Si vous ouvrez trop largement la veine, prenez garde, vous serez fort embarrassé lorsque vous voudrez arrêter l'écoulement sanguin, vous ne pourrez que très-difficilement vous rendre maître de l'hémorrhagie, et puis à chaque nouvel accès les bandes que vous aurez appliquées sur le pli du coude, se trouvant déplacées par les mouvement désordonnés de la malade, le sang s'échappera à tout moment par la trop grande ouverture que vous aurez pratiquée. C'est pour avoir éprouvé moi-même ces inconvénients dans la pratique, que je propose, dans l'intérêt de la malade comme dans celui du médecin, un précepte tout opposé à celui qui est enseigné par les classiques. (Cours libre fait à l'École pratique.)

Quelle quantité de sang faut-il extraire ? —Les saignées ne paraissent agir efficacement contre les convulsions puerpérales qu'autant qu'elles sont assez copieuses et répétées à de courts intervalles. Il est évident que, si la femme est robuste, vraiment pléthorique, l'émission sanguine devra être plus abondante que si le sujet est très-débilité. Chez les femmes à forte constitution, on débute par une saignée de 500 grammes, puis deux ou trois heures après on pratique une saignée de 400 grammes, et, si on le juge opportun, deux ou trois heures après on fait une troisième saignée de 300 grammes. En six ou neuf heures, on soustrait ainsi 1,200 grammes de sang à la masse générale. Cette quantité est énorme, sans doute, mais elle n'est pas excessive, et, pour atteindre le but qu'on se propose (olighémier les centres nerveux), il faut arriver à ce chiffre. Si de telles saignées ne produisent pas le bon effet qu'on en espère, je ne crois pas que les émissions sanguines portées jusqu'à 2,000 grammes, si l'on voulait suivre les conseils de M. Depaul, puissent être plus favorables ; il faudra alors recourir à une autre médication. Chez les femmes lymphatiques et débilitées, on doit se contenter de retirer en tout 500 ou 600 grammes de sang.

On démontre en physiologie que les hémorrhagies abondantes déterminent des convulsions chez les animaux : des saignées trop copieuses ne peuvent-elles pas avoir les mêmes résultats et aggraver la maladie au lieu de la guérir? Dans une étude remarquable sur le traitement de l'éclampsie puerpérale, M. Bailly dit qu'il est loin d'être édifié, malgré ses deux années de clinicat, sur l'efficacité de la saignée dans l'éclampsie. « Cependant, dit-il, comme ce moyen n'est quelquefois pas sans utilité, et qu'il peut répondre à certaines indications, peut-être serait-il imprudent de le prescrire d'une manière trop absolue, mais je conseillerais d'y recourir dans tous les cas avec ménagement. »

M. E. Bailly se range donc ici à l'opinion de M. le professeur Pajot. Les accoucheurs du commencement de ce siècle, Mme Lachapelle et Baudelocque entre autres, préconisaient la saignée. En pouvait-il être autrement? Est ce qu'alors ces maîtres avaient des idées bien nettes sur l'état des humeurs chez la femme enceinte ? Est-ce que les travaux remarquables d'Andral et Gavarret, de Becquerel et Rodier, les recherches physiologiques des Claude Bernard, des Longet, des Brown-Séquard, des Gubler, des Martin-Damourette, etc., étaient venus éclairer d'un jour nouveau ce coin de la pathologie féminine, encore si obscur? Est-ce qu'enfin la chirurgie et l'obstétrique avaient ce puissant auxiliaire qu'on appelle l'anesthésie? Non. Les auteurs du commencement du siècle faisaient de l'empirisme. Ce n'est pas à eux qu'il faut s'en prendre, mais bien à la science qui avait peu progressé. Nous devons, loin de les dénigrer, professer pour eux de l'admiration, car plus d'un a suppléé par son intelligence et sa perspicacité à la pauvreté des moyens que lui fournissait l'art médical.

A quel moment peut-on pratiquer la saignée?—La gravité de l'éclampsie grandissant au fur et à mesure que les accès se répètent, la saignée sera d'autant plus efficace et curative qu'elle sera pratiquée à une époque plus rapprochée de l'invasion de la maladie. Il faut donc, dès que l'éclampsie est confirmée, si l'on a foi dans les émissions sanguines, ne point perdre un temps précieux et ouvrir la veine le plus tôt possible. On ne saigne pas pendant l'accès convulsif, car les mouvements désordonnés de la malade gênéraient l'opérateur; on saigne pendant la période comateuse ou dans l'intervalle de deux accès.

La saignée convient-elle également contre les convulsions pendant la grossesse, pendant le travail et pendant les suites de couches? — Oui, la saignée peut se pratiquer pendant la grossesse et pendant le travail; mais si l'éclampsie éclate après la délivrance, il faut se montrer plus réservé parce que la femme a déjà perdu une assez grande quantité de sang au moment du détachement du placenta. Dans ce cas il convient de préférer le chloroforme à la saignée générale.

Emissions sanguines locales, sangsues, ventouses scarifiées. A titre d'auxiliaires de la saignée générale, pour obtenir les mêmes résultats et d'une façon moins efficace, on emploie les émissions sanguines locales, provoquées par des sangsues ou des ventouses scarifiées. Les sangsues seront placées au nombre de dix sous chaque apophyse mastoïde. Il est d'observation clinique qu'elles sont très-utiles combinées avec la saignée générale, mais d'une impuissance absolue si on les emploie isolément. Van Huevel applique des ventouses scarifiées le long de la colonne vertébrale pour combattre de plus près l'hyperémie de la moelle et du bulbe qui est la raison anatomique des convulsions éclamptiques.

RÉVULSIFS CUTANÉS ET INTESTINAUX. —En même temps que la saignée et les sangsues, on emploie les révulsifs dirigés sur la peau ou sur le tube intestinal. Ces moyens thérapeutiques sont utiles mais ne sauraient suffire pour guérir une affection aussi grave que l'éclampsie.

1° *Sinapismes.* — On applique des sinapismes sur les mains, aux mollets et sur les pieds en prenant la précaution de les changer de place à chaque quart d'heure ou toutes les vingt minutes. Il faut surveiller très-attentivement l'action de ces topiques irritants, et, pour apprécier le degré de leur activité, ne pas se fier aux douleurs que peut éprouver la femme; en effet, comme celle-ci est souvent insensible, si on se laissait guider par les impressions sensitives qu'elle manifeste, pour retirer les sinapismes, on s'exposerait à les laisser trop longtemps sur le même point et à voir survenir des brûlures, des gangrènes superficielles ou des érysipèles.

2° *Ventouses sèches. Ventouse de Junod.* — Comme dérivatifs et révulsifs, on a préconisé les ventouses sèches posées le long de la colonne vertébrale, et Cazeaux vante avec raison les bons effets des grandes ventouses du Dr Junod appliquées sur les membres pelviens. Ces ventouses permettent d'accumuler dans les membres inférieurs une grande quantité de sang qui se trouve ainsi rapidement et momentanément soustraite à la masse générale; si elles modifient l'équilibre circulatoire, comme le fait la saignée copieuse, elles ont sur elle l'immense avantage de ne pas appauvrir le sang pour longtemps. La soustraction du sang par la saignée est définitive; elle n'est que temporaire au moyen des ventouses Junod. Pendant trois ou quatre heures, on peut sans inconvénient laisser ces ventouses en place et même les réappliquer plusieurs fois si le besoin s'en fait sentir. Sous leur influence, on voit généralement les accès s'arrêter assez promptement.

3° *Purgatifs.*—La révulsion sur le tube intestinal a paru favorable dans l'éclampsie confirmée; aussi, concurremment avec les saignées, les sinapismes, le chloroforme, etc..., prescrit-on souvent un purgatif par la bouche (huile de ricin, pilules d'huile de croton, calomel) dans l'intervalle des accès si la femme a toute son intelligence et peut avaler. Dans le cas où l'éclamptique n'a pas l'usage de ses facultés mentales, il ne faut pas songer à lui faire avaler quoi que ce soit; on prescrit alors un lavement rendu purgatif par l'addition d'une substance médicamenteuse (séné, miel de mercuriale, sulfate de soude) ou bien encore, à l'exemple des accoucheurs anglais, de M. Paul Dubois, toutes les heures, jusqu'à ce qu'on obtienne un effet purgatif, on dépose dans la bouche de la malade un mélange de 0 gr. 15 de jalap et 0 gr. 10 de calomel. On peut remplacer ce mélange pulvérulent par un électuaire fait de miel dans lequel on incorpore du calomel.

4° *Applications froides*. — Les applications froides sur la tête sont avantageusement employées contre l'éclampsie parce qu'elles modèrent la circulation locale de la tête. Aussi obtient-on d'heureux résultats en apposant sur la tête des éclampsiques des compresses trempées dans l'eau froide et soigneusement exprimées, ou bien une vessie dans laquelle on place un morceau de glace ou simplement de l'eau froide qu'on renouvelle souvent.

Chloroforme

Nous avons longuement exposé que la sensibilité motrice du centre bulbo-spinal est la cause déterminante des convulsions éclamptiques, et que par les nerfs moteurs, l'excitation bulbaire rayonne à tous les muscles de l'économie. Dès lors il est évident que si nous amortissons la sensibilité dans le bulbe et dans la moelle, le centre bulbo-spinal, n'ayant plus la propriété de recevoir et d'analyser les impressions qui peuvent lui arriver des différentes parties du corps, ne saurait traduire par des mouvements réflexes involontaires, par des convulsions, les impressions sensitives qu'il n'aura pas reçues.

Il est aussi évident que si nous paralysons les propriétés motrices du centre bulbo-spinal, celui-ci pourra bien recevoir les impressions sensitives, si souvent causes provocatrices des mouvements réflexes de forme éclamptique; mais que cette impression sur le bulbe sera sans résultat, parce que nous l'avons privé de sa propriété motrice à l'aide de laquelle il exprime les impressions qu'il a reçues. C'est en nous appuyant sur ces deux raisonnements que nous croyons pouvoir recommander au clinicien dans la thérapeutique des hypercinèses réflexes survenant pendant la puerpéralité, c'est-à-dire dans le traitement de l'éclampsie, les anesthésiques, agents qui ont la double propriété d'amortir la sensibilité et le pouvoir excito-moteur du centre bulbospinal.

Pour comprendre combien est rationnelle l'indication contre l'éclampsie des anesthésiques, employés jadis empiriquement, et pour justifier les résultats avantageux que, dans la pratique, on retire de l'emploi de ces agents thérapeutiques pendant les convulsions puerpérales, il convient de rappeler brièvement l'influence des anesthésiques sur l'économie vivante, telle que nous l'apprend la physiologie expérimentale. En procédant ainsi : 1° Nous saisirons le mode d'action véritable de ces agents dans le traitement de l'éclampsie ; 2° Nous apprendrons à combattre certains préjugés inexplicables et à renverser certaines opinions étayées sur des faits erronés qui éloignent encore beaucoup de praticiens de l'emploi du chloroforme dans le traitement de l'éclampsie ; 3° Enfin, comme corollaire pratique de ces notions générales, nous déduirons les règles qu'il faut suivre et les précautions qu'il faut prendre pour retirer des anesthésiques tout le bénéfice qu'on en attend.

Le chloroforme (et ce que je dis de cet agent anesthésique s'applique à l'éther, à l'amylène et à tous les autres anesthésiques), le chloroforme détermine quatre séries de phénomènes successifs en agissant sur l'économie :

A. — Les premiers phénomènes qu'on remarque chez un sujet soumis à l'action du chloroforme, au lieu d'être des phénomènes de dépression sont, bien au contraire, des phénomènes d'excitation générale et locale. En effet, pendant les premiers moments de toute chloroformisation, on note des picotements au larynx, des mouvements continuels de déglutition, des spasmes de la glotte, des quintes de toux, souvent un resserrement des mâchoires et des vomissements. Il y a de l'exaltation mentale, de la loquacité, le sujet éprouve des tintements d'oreille, des picotements à la peau, des fourmillements partout ; les muscles des membres de la face et du tronc exécutent des mouvements désordonnés, ils sont le siége de spasmes ou même de contractions, le sujet a besoin d'être contenu.

La respiration est irrégulière, accélérée, un peu spasmodique, le cœur at un peu plus vite, son rhythme est altéré, souvent il y a des palpitations.

B. — A cette scène d'excitation succèdent des phénomènes de dépression, de torpeur, d'anesthésie. La muqueuse de l'appareil respiratoire qui reçoit l'impression directe du chloroforme, après avoir été la première excitée, devient la première insensible et comme conséquence de son anesthésie, on voit cesser les mouvements de déglutition, le spasme de la glotte, les quintes de toux qui étaient des phénomènes réflexes de l'excitation de la sensibilité actuellement abolie. L'intelligence s'affaiblit et s'éteint ; le sujet s'endort, sa pupille dilatée regarde en haut et en dedans ; il est sourd aux appellations, insensible aux pincements et aux piqûres ; il est dans l'impossibilité de faire aucun mouvement volontaire, et les mouvements réflexes dont le siége anatomique est dans la moelle, ne tardent pas à disparaître ; la respiration et la circulation sont sensiblement normales. Cette période où le sujet est insensible et incapable d'exécuter des mouvements volontaires ou même réflexes, est le moment que le chirurgien doit attendre pour commencer ses opérations.

C. — Si on continue l'action du chloroforme, après avoir produit l'anesthésie animale ou de relation, on arrive à produire l'anesthésie organique qui conduit à la mort. Le chloroforme après avoir paralysé le cerveau, le cervelet et la moelle, ce que démontrent le sommeil, l'insensibilité et l'abolition des mouvements volontaires et réflexes, exerce en dernier lieu son action sur le bulbe ainsi que le témoignent les troubles qui surviennent dans les fonctions organiques qui sont sous la dépendance de cette partie des centres nerveux. En effet, outre tous les phénomènes précités, on constate de la dépression dans la fonction circulatoire et dans la fonction respiratoire, le pouls diminue graduellement de fréquence et de tension, il devient de plus en plus lent, de plus en plus petit. Les mouvements respiratoires sont de plus en plus ralentis et la température générale du corps s'abaisse. Lorsque la chloroformisation est poussée à ce point, l'utérus lui-même, dont les contractions sont en grande partie sous la puissance nerveuse du bulbe et dont l'activité fonctionnelle avait résisté jusqu'alors à l'anesthésie, cesse de se contracter s'il était en fonction et ses fibres paralysées se relâchent.

D. — Si l'on dépasse la limite précédente, après avoir éteint successivement l'intelligence, la sensibilité, les mouvements volontaires, puis les mouvements réflexes, après avoir amoindri de plus en plus les phé-

nomènes de la vie organique, pour tout dire en un mot, après avoir
aboli successivement les différentes fonctions dont l'ensemble constitue
la vie, le chloroforme finit par tuer complétement le sujet qu'il a fait
mourir, organe par organe, fonction par fonction. En effet, le pouls
ne battant plus qu'à de longs intervalles s'arrête définitivement, le cœur
cesse de se contracter parce que sa fibre est paralysée et que la puissance excito-motrice ne lui parvient plus. La respiration extrêmement
ralentie s'arrête également pour toujours parce que le bulbe et le nerf
phrénique paralysés ne transmettent plus la vie aux poumons. Le sujet
est mort, mort par arrêt du cœur et des poumons, mort par abolition
des principales fonctions de la vie organique.

En résumé, je distingue quatre périodes successives dans l'action des
anesthésiques poussée jusqu'à la dernière limite, l'anesthésie étant
d'ailleurs une sorte de suspension passagère de la vie ou de mort temporaire.

1re *période (période d'excitation)*.—Le chloroforme, loin de paralyser,
exagère le double pouvoir sensitif et moteur des centres nerveux.

2e *période (période de dépression, période d'anesthésie chirurgicale,
période d'anesthésie animale ou anesthésie de relation)*. — Le fonctionnement de l'intelligence, de la sensibilité et des sens est éteint,
les mouvements volontaires puis les mouvements réflexes ont disparu :
la vie animale ou de relation est suspendue, mais la vie organique, la
vie propre, intime, égoïste, inconsciente de chaque organe est in-
tacte; le poumon, le cœur, les autres organes ne sont pas encore
touchés par le chloroforme, leur fonctionnement est régulier.

3e *période (période d'anesthésie organique)*.— Les viscères dont le
fonctionnement constitue la vie organique sont influencés par le chloroforme : le cœur, le poumon, l'utérus cessent graduellement de fonc-
tionner.

4e *période (période d'anesthésie animale et organique définitive ou
période de mort)*.—Le chloroforme, après avoir anesthésié, c'est-à-dire
tué temporairement la vie animale et la vie organique, tue définitivement et radicalement le sujet si l'on ne se hâte d'intervenir et de combattre l'état de mort temporaire. A l'autopsie, si on ouvre la boîte
crânienne et le rachis de façon à mettre à nu les centres nerveux,

on constate que ceux-ci sont pâles, olighémiés et non pas hyperémiés, comme le croient la plupart des praticiens.

Après cet exposé rapide des effets produits par les anesthésiques sur l'organisme animal, il est aisé de comprendre le rôle salutaire du chloroforme dans le traitement de l'éclampsie et de déterminer le véritable mode d'action de cet agent thérapeutique.

Les convulsions sont des manifestations du pouvoir réflexe de la moelle et du bulbe, lequel pouvoir se trouve considérablement exalté chez les éclamptiques par une altération de la composition du sang (albuminurie, urémie, urinémie, hypoglobulie).

Le chloroforme n'attaque pas la cause première de l'éclampsie, c'est-à-dire l'altération, l'empoisonnement du sang ; il empêche seulement la manifestation des effets de cet empoisonnement, en vertu de la propriété qu'il possède de diminuer et même d'abolir le pouvoir sensitivo-moteur de la moelle et du bulbe. En d'autres termes, le chloroforme ne guérit pas l'éclampsie, il empêche seulement les convulsions ¦d'éclater en parésiant les centres nervo-moteurs. De ces explications, je conclus d'abord que le chloroforme convient dans l'éclampsie contre le phénomène hypercinèse.

1re *objection.* — Les adversaires du chloroforme dans l'éclampsie objectent que, loin de *diminuer sous l'influence des anesthésiques, les accès convulsifs éclataient plus fréquents et plus énergiques.* Nous ne sommes pas de ceux qui nient des faits invoqués par des confrères uniquement parce qu'ils ne partagent pas la manière de voir de ces derniers ; quand des faits contradictoires nous sont opposés, avant de les repousser comme inexacts, nous cherchons à nous expliquer la contradiction qui, bien souvent, n'est qu'apparente. C'est précisément ce qu'on doit remarquer dans l'objection faite à notre système. Il est certain que, très-souvent, le chloroforme provoque des accès terribles et répétés ; nous n'en sommes point surpris, bien plus, il doit en être ainsi toutes les fois que, d'une façon non raisonnée (ce qui arrive en général) on administre cet anesthésique. En effet, le praticien inexpérimenté qui veut administrer le chloroforme, n'approche qu'avec timidité des narines de sa cliente éclamptique le flacon ou la compresse imbibée qu'il s'empresse de retirer dès que la malade commence à divaguer et à s'agiter. Quand la femme est revenue à elle et ne présente plus ces phénomènes d'excitation mentale et nervo-musculaire , il lui fait respirer une nouvelle dose d'anesthésique ; mais au premier signe d'agitation, la crainte lui fait suspendre encore la chloroformisation ; en sorte que, durant ces alternatives de hardiesse et de peur, la pauvre éclamptique est maintenue constamment dans la première période de la chloroformisation, c'est-à-dire dans la période que nous avons appelée, en raison des phénomènes qui la caractérisent, période d'excitation. Administré de cette manière, il n'est pas étonnant que le chloroforme, au lieu d'enrayer les convulsions, suscite au contraire des accès ; car à cette dose, le chloroforme n'est pas encore anesthésique, il est, bien au contraire, excitant de la sensibilité et du pouvoir réflexe du centre bulbo-spinal.

Si l'on veut juger la valeur du chloroforme contre l'éclampsie et retirer de son usage le bénéfice qu'on est en droit d'en attendre , il faut l'administrer d'une façon raisonnée, il faut le donner hardiment, ne pas se laisser arrêter par les mouvements convulsifs que suscitent les premières inhalations , dépasser le plus rapidement possible la première période d'excitation, plonger sans hésitation la malade dans la période d'anesthésie animale qui est caractérisée par le sommeil, l'insensibilité, la privation des mouvements volontaires et même réflexes. Il n'est pas nécessaire d'aller plus loin ; il faut cette dose pour que le chloroforme agisse utilement, et à cette dose, il donne tout ce qu'il peut donner, c'est-à-dire qu'il fait cesser les convulsions en mettant l'économie dans l'impossibilité de se convulsionner. Mieux vaut ne pas faire usage du chloroforme du tout que de l'administrer d'une manière insuffisante ; dans ce cas, en effet, au lieu d'enrayer les accès d'éclampsie, il les provoque, car il est excitant avant d'être anesthésique. D'autre part, si vous ne craignez pas de pousser rapidement l'action anesthésique jusqu'à l'abolition des mouvements volontaires et réflexes, vous verrez *toujours* les convulsions s'arrêter.

2ᵉ *Objection*. Il est une autre objection qui nous est faite par les détracteurs du chloroforme. Le *chloroforme*, dit-on, *est un mauvais moyen curatif de l'éclampsie ; il arrête bien les accès convulsifs ; mais ceux-ci reparaissent dès qu'on suspend les inhalations anesthésiques.* Ceci est parfaitement exact ; mais, en premier lieu, nous n'avons jamais prétendu. comme on le fait dire à tort aux défenseurs du chloroforme, que les anesthésiques agissent en guérissant l'éclampsie. Non , le chloroforme ne guérit pas l'éclampsie, il ne s'attaque pas à la cause première, à la nature intime de la maladie, il enraye seulement les mouvements con - vulsifs et empêche toutes les conséquences fâcheuses que les convulsions répétées peuvent entraîner chez la mère et chez l'enfant. En second lieu, cet amendement de la maladie ne dure, il est vrai, que le temps pendant lequel le sujet est soumis aux inhalations, mais libre au praticien de prolonger les inhalations pendant tout le temps nécessaire pour permettre aux causes provocatrices des accès de disparaître. C'est ainsi que nous voyons les gens habitués à manier le chloroforme en obstétrique, maintenir la femme dans le sommeil anesthésique pendant deux, six, douze, quinze, dix-huit heures et davantage. Si les crises se déclarent pendant le sommeil, on la maintient endormie pendant la délivrance. Il n'y a d'ailleurs aucun inconvénient sérieux à laisser les femmes anesthésiées un temps aussi long ; à la période à laquelle nous conseillons d'atteindre, deuxième période de chloroformisation, période d'anesthésie animale ou de relation, le cœur et le poumon ne sont pas influencés par le chloroforme, et les fonctions des organes essentiels continuent régulièrement. En résumé, d'après le mode même d'action du chloroforme, nous concevons que ceux qui endorment les sujets éclamptiques pendant quelques minutes seulement se plaignent de l'inefficacité des anesthésiques contre l'éclampsie. Pour obtenir de bons effets du chloroforme, il faut maintenir les malades éclamptiques endormies *tout le temps nécessaire*, c'est-à-dire jusqu'au moment où les causes déterminantes de l'éclampsie semblent écartées et où les phénomènes prodromiques des accès ont complétement cessé.

M. Stolz, partisan du chloroforme, a fait une remarque qui peut être une petite objection à l'emploi du chloroforme :

« Quand, par la chloroformisation, on a suspendu des attaques d'éclampsie, dit le savant professeur de Strasbourg, s'il survient une attaque nouvelle, elle est souvent d'autant plus violente que l'interruption des accès aura été de plus longue durée, comme si le mal avait été comprimé pour éclater ensuite avec une explosion d'autant plus terrible. »

A ceux qui objectent ce fait d'observation qui n'est pas absolu d'ailleurs, nous répondrons par un précepte : lorsqu'on traite une éclamptique par les inhalations de chloroforme, afin d'éviter l'inconvénient présignalé, il ne faut pas tâtonner en essayant trop souvent de suspendre l'anesthésie, il faut au contraire prolonger l'emploi du chloroforme sans relâche et sans interruption au-delà du temps qu'on suppose être nécessaire. Au surplus, une attaque survient-elle très-intense, parce qu'on a trop soustrait le sujet à l'influence des anesthésiques, il suffit pour rétablir le calme de recourir au chloroforme mais, cette fois, avec plus de ténacité.

3ᵉ Objection : il est irrationnel d'employer le chloroforme qui détermine un état de congestion dans les centres nerveux, pour combattre une affection telle que l'éclampsie dans laquelle on a par-dessus tout d redouter la conjestion cérébro-spinale et la conséquence funeste que ce dernier état engendre.

En admettant même que ce raisonnement fût juste dans ses prémisses comme dans ses déductions, nous l'avouons, nous n'en emploierions pas moins le chloroforme dans le traitement de l'éclampsie, parce que la clinique n'a pas justifié ces craintes que semble faire concevoir la théorie. D'ailleurs ce désaccord supposé entre la clinique et la théorie nexiste pas ; car dans cette objection des antagonistes du chloroforme, le point de départ de leur raisonnement est absolument faux. En effet, les centres nerveux des sujets morts par le chloroforme ne sont pas congestionnés, comme on le croit et comme on le dit si souvent, ils sont au contraire pâles, olighémiés ; le chloroforme, loin de prédisposer aux congestions, cause au contraire l'anémie. Nous ajouterons que le rétrécissement des vaisseaux des centres nerveux provoqué par le chloroforme est très-avantageux, car, comme il est très-probable que la surexcitabilité bulbo-spinale qui engendre les convulsions éclamptiques est causée par l'excès de vascularité, par la congestion de ces mêmes centres nerveux, il résulte d'après cette manière d'envisager la nature de l'éclampsie, que le chloroforme agirait contre la cause même de l'éclampsie, l'hyperémie bulbo-spinale.

4ᵉ Objection : Le chloroforme a l'inconvénient d'augmenter les phénomènes d'asphyxie chez les sujets éclamptiques déjà tant prédisposés à cette complication. L'objection est fondée si l'on commence à administrer le chloroforme en temps inopportun, je veux dire pendant le coma ; et c'est précisément ce que font malheureusement la plupart des praticiens. Pendant le coma, en effet, les poumons de l'éclamptique ne fonccontiennent que très-imparfaitement, ils aspirent une quantité d'oxygène insuffisante pour l'hématose et des symptômes d'anoxémie apparaissent. La chloroformisation pratiquée à cette période de l'accès concourt aux progrès de l'asphyxie de deux manières : 1° en gênant, par la présence de la compresse ou du cornet chargé d'anesthésique la libre et large entrée de l'air dans l'appareil respiratoire ; 2° en viciant l'air déjà insuffisant par sa quantité. Il est donc positivement nuisible d'administrer le chloroforme pendant le coma, si la respiration est entravée ; nous ajouterons que cette pratique est en outre complètement irrationnelle parce que le sujet respirant mal, ne saurait inhaler une quantité de chloroforme suffisante pour déterminer des effets salutaires. Si le sujet étant dans le coma respire cependant assez largement, on a moins à craindre de voir le chloroforme concourir à l'asphyxie ; aussi la chloroformisation n'est-elle pas dans ce cas toujours contre indiquée. Toujours est-il qu'il résulte des notions précédentes un précepte que la clinique doit appliquer et qui exonère le chloroforme d'un reproche plus justement imputable à l'inexpérience du médecin « il ne faut pas chloroformiser les éclamptiques pendant la période de coma surtout si le sujet respire difficilement.

5° *objection.* — *Quelques éclamptiques sont restées atteintes de manie après avoir été traitées par le chloroforme.* — Oui, mais cette coïncidence ne prouve pas que ces éclamptiques soient devenues maniaques uniquement parce qu'elles ont été traitées par le chloroforme. Nous savons, en effet, d'après plusieurs travaux, que plus d'une fois l'éclampsie a été accompagnée ou suivie de manie puerpuérale sans que les inhalations anesthésiques aient été employées dans le traitement de la maladie. La manie qui suit parfois l'éclampsie, se rattache selon nous à la même cause première que l'éclampsie elle-même ; elle est au même titre que le phénomène convulsif, une expression symptomatique de la perturbation profonde du système nerveux, perturbation causée peut-être par l'hyperémie. Dès lors le chloroforme n'est pour rien dans la genèse de cette manie. Nous irons même plus loin, et nous diront que par la propriété qu'a cet agent de faire contracter les petites artères et d'olighémier les centres nerveux, au lieu de favoriser la production de la manie, il doit s'opposer à son existence, car il modifie la condition pathologique

de la circulation dans les centres nerveux, la congestion, dont la manie
est une expression symptomatique.

*Quand convient-il d'administrer le chloroforme dans le traitement de
l'éclampsie.* — Le plus tôt qu'on pourra, après le premier accès, si c'est
possible. L'efficacité du chloroforme contre l'éclampsie dépend en effet
non-seulement de la dose à laquelle on le donne et de la façon dont on
l'administre, mais aussi du moment plus ou moins opportun où l'on a
recours à son emploi. Si on l'administre tout à fait au début de la maladie, après un très-petit nombre d'accès, toujours les convulsions s'ar-
rêtent et presque toujours la femme est sauvée: le chloroforme pacific
l'organisme à ce moment où l'atteinte qui lui est portée n'est pas encore
fatalement mortelle. Si, au contraire, on l'emploie tardivement, comme
dernière ressource, quand d'autres moyens ont échoué et que les accès
convulsifs ont été nombreux et terribles, on arrête encore toujours les
convulsions, mais la femme presque toujours succombe. La mort qui
survient est la conséquence des perturbations profondes et irrémédia-
bles dans lesquelles les accès convulsifs répétés ont plongé l'encéphale,
la moelle et tous les organes essentiels à la vie. Le chloroforme, moyen
héroïque dans d'autres conditions, demeure impuissant dans ce cas.

Il faut commencer à faire respirer le chloroforme de façon à conjurer
longtemps à l'avance l'accès que l'on redoute, c'est-à-dire à la fin de la
période comateuse d'un accès qui vient d'avoir lieu, afin que l'agent
anesthésique ait le plus de temps possible pour être absorbé et puisse
impressionner favorablement les centres nerveux avant cet accès qu'on
pressent. De cette manière, il pourra se faire que le chloroforme empêche d'éclater l'accès redouté et s'il ne le jugule pas complétement, il
amortira tout au moins son intensité.

C'est une mauvaise pratique que de commencer à faire respirer le
chloroforme pendant l'accès même. Jamais le chloroforme n'enraye
subitement un accès commencé; l'excitation que provoquent les premières inhalations anesthésiques rend au contraire l'accès plus long et
plus intense. Ces idées sont conformes au précepte de M. Aubenas, (professeur agrégé de Strasbourg) grand partisan du chloroforme dans
l'éclampsie : « Nous faisons commencer les inhalations à la fin de la pé-
« riode comateuse qui suit un accès et nous ne coupons jamais une
« attaque bien déclarée. »

Dans le cours de cette étude raisonnée sur le véritable mode d'action du chloroforme dans le traitement de l'éclampsie, nous avons cherché à démontrer et à mettre en relief la valeur réelle et puissante de cet agent thérapeutique; nous avons apprécié avec impartialité en nous fondant sur la clinique et sur l'expérimentation, les diverses objections que font au chloroforme ses détracteurs avoués et les médecins craintifs qui redoutant de l'employer le manient maladroitement; enfin, après nous être expliqué sur les préjugés, après avoir réfuté les erreurs, nous avons toujours adopté les conclusions qui nous semblent les seules vraies et posé la règle de conduite qu'on devait suivre en essayant de formuler le tout nettement en manière de préceptes. Maintenant pour compléter notre travail sur ce point, pour le résumer et le présenter sous une forme pratique, c'est-à-dire vraiment utile, nous n'avons plus qu'à recueillir, en glanant dans notre discussion, les règles et les préceptes que nous avons donnés.

Résumé.— 1° Le chloroforme, d'après la théorie de son mode d'action, doit être et est effectivement dans la pratique un remède, sinon souverain, du moins excellent dans le traitement de l'éclampsie. Chailly rapporte que, dans 19 cas d'éclampsie où il a eu recours au chloroforme, il a eu 18 succès. Chiari, dans 7 cas d'éclampsie où il a employé le chloroforme, a obtenu 7 guérisons. Braun compte 18 succès dans 18 cas. M. Aubenas, l'un de ceux qui préconisent le plus le chloroforme dans l'éclampsie, a toujours réussi à suspendre les convulsions et n'a perdu qu'une éclamptique sur 12. MM. Cazeaux, Chailly, Campbell, Ferdut, Joulin et bien d'autres accoucheurs sont également partisans du chloroforme dans l'éclampsie. Enfin, M. Stolz le considère, avec la saignée et les injections hypodermiques de morphine, comme un des moyens les plus efficaces à opposer à cette terrible affection.

2° Le chloroforme ne guérit pas l'éclampsie en s'attaquant à la cause intime de la maladie; il empêche tout simplement le phénomène de convulsion d'apparaître, en vertu de la propriété qu'il possède d'amortir la sensibilité et le pouvoir réflexe du centre bulbo-spinal. Il n'est pas un véritable spécifique des convulsions puerpérales comme le considère Horand dans son enthousiasme pour cet agent; il est un simple palliatif qui empêche le retour des accès et leur conséquence désastreuse.

3° Pour retirer du chloroforme tous les résultats avantageux qu'il peut donner, il est indispensable, quand on l'administre, de se conformer à des règles précises.

4° Il convient, pour avoir des chances de succès, de soumettre les éclamptiques aux inhalations le plus tôt possible, c'est-à-dire tout de suite après la première crise.

5° Il convient également de ne pas commencer les inhalations pendant un accès (on pourrait l'aggraver), ni pendant la période de coma, surtout si le sujet respire avec difficulté (on risquerait de l'asphyxier), mais à la fin d'une période comateuse.

6° Il ne faut pas se laisser arrêter par le commencement d'accès que provoquent les premières inhalations (le chloroforme est excitant avant d'être anesthésique) et plonger le plus rapidement possible la malade dans la période d'anesthésie animale (abolition de l'intelligence, de la sensibilité, des mouvements volontaires et réflexes).

7° Il est d'une nécessité rigoureuse d'atteindre cette période de l'anesthésie; il est inutile de la dépasser.

8° Si la femme éclamptique est en travail, il faut entretenir l'anesthésie jusqu'à la terminaison de l'accouchement; avant le travail ou après la délivrance on maintient le malade endormie pendant quelques heures sans interruption, puis on suspend graduellement les inhalations pour savoir si les crises ont cessé.

9o On peut, sans danger pour la mère et pour l'enfant, entretenir la chloroformisation pendant deux, ... douze heures et d'avantage, à la condition de ne pas dépasser la période d'anesthésie de relation.

10° La quantité de chloroforme à employer varie avec les sujets et la durée de l'opération; elle peut s'élever sans inconvénient, si le médicament est pur, à plusieurs centaines de grammes.

11° La malade devant rester longtemps endormie, il faut tout en maniant avec hardiesse le chloroforme, l'employer avec prudence; savoir éloigner la compresse et la rapprocher avec intelligence.

2° Il ne faut pas maintenir constamment le chloroforme sous le nez de la malade, celle-ci, une fois profondément endormie, on éloigne la compresse. On la rapproche lorsque des grognements, coïncidant avec les contractions de la matrice, témoignent de l'insuffisance de l'anes-

thésie et surtout quand on constate un peu d'agitation et quelques gri-
maces dans les muscles de la face, signes d'un accès imminent.

Tous les moyens que nous venons d'indiquer (chloroforme, saignées,
sangsues, ventouses sèches et scarifiées, sinapismes, purgatifs, applications froides sur la tête), sont les ressources médicales tous les jours
employées par les praticiens pour combattre l'éclampsie. Quant aux
autres moyens et aux autres médicaments préconisés par certains auteurs,
ils n'ont pas encore leur place dans la pratique usuelle, parce qu'une
expérimentation insuffisante n'a pas permis de faire ressortir toute
leur efficacité. Cependant, pour présenter un travail à peu près complet
sur la matière que nous traitons, nous ne négligerons pas de mentionner quelques-uns de ces moyens curatifs employés, avec réserve, contre
l'éclampsie.

1° *Chloral.* — L'hydrate de chloral ($C^2Hcl^3 O, H^2O$) a une triple propriété physiologique : 1° il procure le sommeil et calme les douleurs ;
2° il abolit plus ou moins la sensibilité ; 3° il diminue la motricité. Le
chloral est donc successivement *soporifique* et *analgésique, anesthésique,
acinétique.*

A ce double titre de résolutif moteur et de sédatif de la sensibilité,
son emploi se recommande naturellement contre l'éclampsie qui est une
exagération de la motilité dont la cause occasionnelle résiste dans une
hyperexcitation de la sensibilité.

Dans plusieurs cas d'éclampsie, on a eu déjà recours au chloral, et
en Angleterre principalement, cet agent thérapeutique a été employé
avec un certain succès. Toutefois, ce nouvel anesthésique n'a pas été
expérimenté sur une assez vaste échelle pour que nous puissions porter
sur lui un jugement fondé. Il compte des succès, par conséquent il est
bon ; mais est-il meilleur que les autres moyens et doit-il leur être
préféré ? C'est ce que les expérimentations futures permettront seules
d'établir.

Toujours est-il que lorsqu'on opposera le chloral à l'éclampsie, ce
ne sera pas, 1, 2 ou 3 grammes qu'il faudra prescrire, mais bien 4, 10
et jusqu'à 20 grammes en 24 heures. Il est nécessaire de l'administrer
assez dilué pour que son action directe sur la muqueuse de l'estomac
ne provoque pas de révolte de la part de cet organe. Le sirop au 1|20
remplit cette indication et offre l'avantage de renfermer sensiblement
1 gramme de chloral par cuillerée à bouche.

Barquissau.   5

2° *Bromure de potassium.* — Le bromure de potassium (K Br) a été préconisé contre des maladies de nature très-diverse, successivement par Andral, Ricord et Puche, Debout, Martin-Damourette, sir Charles Locock, Brown-Séquard. D'autre part les faits observés par ces auteurs ont permis de reconnaître au bromure de potassium certaines propriétés spéciales constantes, qui en font un agent thérapeutique de premier ordre. D'autre part MM. Martin-Damourette et Pelvet, Eulenberg et Guttmann, par des expériences sur les animaux, ont recherché et démontré les effets physiologiques du bromure, c'est-à-dire son véritable mode d'action sur l'économie vivante. De l'emploi empirique depuis longtemps connu et de l'interprétation raisonnée des faits fournis par l'observation ou l'expérimentation, il résulte que le bromure de potassium, comme le chloral, procure un sommeil calme, sans rêve et sans coma, diminue la sensibilité surtout en certains points (*voile du palais, vessie*) et cause un affaiblissement considérable de la puissance musculaire, le sujet ne peut se soutenir, il titube et a de la peine à exécuter des mouvements.

Le bromure est donc soporifique, analgésique et acinétique; mais il a une propriété de plus que le chloral, celle de ralentir la circulation et de faire contracter les capillaires : c'est un *vaso-moteur.*

Comme sédatif de la sensibilité et hypocinétique, c'est-à-dire sédatif moteur, le bromure peut convenir dans les convulsions puerpérales. Le Dr Shoyer, en Amérique, l'a employé le premier et avec succès contre l'éclampsie. Il l'administra à la dose de 10 grammes; la malade dormit et, à son réveil, les convulsions avaient cessé. M. Martin-Damourette, auquel nous faisons de larges emprunts sur la question de thérapeutique, considère le bromure de potassium de beaucoup supérieur au chloral, dans le traitement des névroses hypercinétiques congestives, parce que le br. de K étant vaso-moteur, défluxionne le bulbe et la moelle. Il fait en outre remarquer que si le bromure ne paraît pas toujours efficace, cela dépend peut-être de la dose insuffisante à laquelle on l'administre. C'est ainsi que les Anglais, maniant plus hardiment que nous le chloroforme dans l'éclampsie, en obtiennent des résultats plus heureux et plus nombreux. La dose suffisante, le moment opportun, le mode d'administration, voilà le secret pour retirer de cet agent thérapeutique tout ce qu'il peut donner.

Le bromure d'ailleurs, appliqué au traitement de l'éclampsie, est encore à l'étude, nous ne nous prononcerons donc pas sur sa valeur; nous souhaitons vivement que la supériorité de ce remède efficace soit bientôt incontestable, car son administration est plus facile que ne l'est le mode d'emploi du chloroforme ou de la saignée.

3° *Compression des deux carotides.* — Elle a quelquefois réussi à calmer des accès convulsifs. On peut essayer ce petit moyen qui agit en empêchant le *raptus* sanguin vers le cerveau.

4° *Vomitifs.* — Ils ne sont, à notre avis, rien moins qu'utiles, leur emploi ne nous semble justifié que dans le cas où l'on aurait lieu de penser que les accès convulsifs dépendent du séjour dans l'estomac d'aliments mal digérés.

5° *Emétique.* — Legroux dans plusieurs cas d'éclampsie confirmée, et Cazeaux dans un cas grave, ont, paraît-il, retiré de bons effets de l'émétique préconisé par MM. Collins et Johnson, à dose hyposthénisante comme moyen préventif et curatif des convulsions éclamptiques. Nous citons cet agent thérapeutique pour mémoire seulement, sans inviter à l'employer. Il peut être très-efficace, mais son expérimentation n'étant que très-limitée, le praticien fera bien de n'y pas recourir tant qu'il ne sera pas suffisamment édifié par la clinique.

6° *Antispasmodiques.* — Les médicaments réputés antispasmodiques, tels que l'éther et le musc (qui d'ailleurs sont des excitants au lieu d'être des calmants d'après les interprétations de la physiologie expérimentale), sont souvent administrés dans les convulsions puerpérales lorsque la femme peut avaler. Ces médicaments, très-anodins, n'ont aucune efficacité manifeste contre l'éclampsie. On peut dans la médecine générale les préconiser lorsque l'indication thérapeutique est de gagner du temps et de faire patienter son malade ; mais dans l'éclampsie, loin de chercher à gagner du temps, il faut ne pas en perdre et porter au mal, sans hésitation, un coup vigoureux. Or les antispasmodiques ont l'inconvé-- nient de faire perdre au praticien un temps bien précieux, souvent irréparable, si, comptant sur leur efficacité plus que problématiques il n'a pas le soin d'administrer en même temps un remède d'une activité reconnue.

7° *Opiacés*. — Cazeaux dit avec raison : «Les opiacés me semblent devoir être complétement bannis du traitement d'une maladie qui se termine si souvent par des congestions cérébrales, au moins tant que l'état de la malade permettra de recourir aux émissions sanguines ; mais, chez une femme anémique, ou qui déjà aurait été saignée très-abondamment, l'opium, agissant comme sédatif des centres nerveux, pourrait avoir peut-être quelques avantages. »

Quant à nous, même dans ce cas, nous n'emploierons pas les opiacés : nous aurons bien plutôt recours au chloroforme qui, plus que l'opium, est sédatif des centres nerveux et qui, au lieu de les congestionner, a l'avantage de les olighémier.

TRAITEMENT CURATIF OBSTÉTRICAL.

Il est de notoriété scientifique que, lorsque l'éclampsie se déclare pendant le travail (ce qui est d'ailleurs le cas le plus fréquent), l'expulsion du fœtus et du délivre produit, en général, la cessation des accidents convulsifs. Cette circonstance favorable se produit, presque sans exception, lorsque la femme a eu un nombre limité d'accès. Aussi a-t-on été conduit naturellement à indiquer l'évacuation artificielle de la matrice comme un moyen presque spécifique à opposer aux convulsions puerpérales. La déplétion de l'utérus, moyen souvent héroïque pour faire cesser les convulsions, ne convient pas indistinctement dans toutes les circonstances. Nous allons tracer la ligne de conduite que doit suivre dans ce cas le praticien, selon que l'attaque éclatera pendant la grossesse ou pendant le travail.

I. *Pendant l'accouchement*. — *A*. Tout le monde s'accorde à penser que la terminaison artificielle et rapide est le meilleur moyen de mettre un terme aux accès convulsifs quand l'orifice interne est complétement dilaté.

Lors donc qu'on est appelé à donner des soins à une éclamptique en travail, ce qu'il y a de mieux à faire, si l'orifice est dilaté, c'est d'administrer le chloroforme pour épargner à la pauvre femme les douleurs de l'opération; de déchirer les membranes si elle ne sont pas encore rompues et d'extraire l'enfant rapidement au moyen du forceps ou de la main, mais avec le moins de violence possible.

B. Au début du travail, quand le col n'est pas encore dilaté, la déplétion de la matrice ne peut s'obtenir qu'en pratiquant l'accouchement forcé. Or cette opération nécessite des violences et peut causer des délabrements capables de provoquer une recrudescence des accidents. Les inconvénients sérieux attribués à l'accouchement forcé sont réels. Les accoucheurs contemporains sont loin d'être unanimes à reconnaître l'utilité de la déplétion de l'utérus dans ce cas particulier. Comment donc le principe admis jadis de forcer l'entrée de la matrice au début du travail pour extraire le plus tôt possible l'enfant, n'est-il plus une règle possible aujourd'hui. Baudelocque, à la fin de sa carrière, disait que, lorsque les convulsions se déclaraient chez une femme en travail, il ne fallait pas trop se hâter d'intervenir, que, si le travail marchait régulièrement, on avait plus d'avantage à laisser l'accouchement se terminer spontanément. Tous nos prédécesseurs, notamment M. P. Dubois, après avoir essayé l'accouchement forcé, en reviennent à l'opinion de Beaudelocque et se conforment à cette loi : lorsque des convulsions éclatent pendant l'accès et que le col n'est pas encore dilaté, si le travail marche régulièrement, il faut se contenter des moyens médicaux.

Nous ne sommes pas partisan de l'accouchement forcé, et nous avouons que nous partagerions l'avis de ces accoucheurs prudents et expérimentés si nous étions obligé de pratiquer l'accouchement forcé par le procédé brutal des anciens. Mais nous croyons que l'on peut éviter les principaux inconvénients imputables à l'accouchement forcé. Voici la règle de conduite que nous suivrions :

Lorsque l'attaque d'éclampsie survient pendant le travail, alors que le col est encore fermé, on emploiera d'abord les agents médicaux (saignée, sinapismes, compresses froides, lavement purgatif), et l'on chloroformisera la femme. Le plus souvent ces premiers moyens suffisent pour donner un bon résultat : le travail marche, le col s'entr'ouvre et l'accouchement se termine à l'insu de la femme (l'anesthésie dure toujours) : les convulsions cessent d'ordinaire spontanément après la délivrance. Mais, quand la gravité des convulsions ne donne pas le temps d'attendre l'évacuation spontanée de la matrice, on prépare d'abord cette évacuation et on l'exécute ensuite, en évitant le plus possible toute violence. Et pour cela on commence par anesthésier franchement la malade; de cette façon on abolit les douleurs de l'opération qui, dans l'accouchement forcé sans chloroforme, tel que le pratiquaient les anciens, avaient le grave inconvénient de susciter souvent des accès convulsifs réflexes très-intenses. On badigeonne en second lieu pendant quelque temps le col avec l'extrait de belladone pour favoriser sa dilatation et amortir sa sensibilité. Ensuite, s'il semble y avoir beaucoup de liquide amniotique, on ponctionne les membranes pour relâcher un peu les parois utérines; cette petite pratique suffit quelquefois pour suspendre les accès convulsifs, quand la cause occasionnelle de ceux-ci était la distension excessive de la poche des eaux. Puis, à l'aide d'une légère pression, on introduit le doigt indicateur à travers l'orifice de la matrice, et on déprime avec douceur le contour de cet orifice dans tous les sens, de façon à l'entrebâiller. On pratique ensuite plusieurs petites incisions sur les bords de cet orifice pour l'agrandir, et *alors, seulement alors*, quand la voie est préparée, on fait pénétrer successivement un doigt, puis deux, trois, enfin la main tout entière et on extrait l'enfant sans précipitation.

La déplétion de la matrice ainsi exécutée ne saurait avoir aucun des graves inconvénients qui résultent de l'accouchement forcé pratiqué brutalement.

En résumé : si l'éclampsie survient quand le col n'est pas encore dilaté, il faut mettre en œuvre d'abord les agents médicaux (chloroforme, saignée, sinapismes, compresses froides sur la tête, lavement purgatif) et favoriser la dilatation du col sans violence, par les onctions belladonées, la rupture artificielle des membranes et l'évacuation d'une certaine quantité de liquide amniotique; si tous ces moyens sont insuffisants, dans l'intérêt de la femme et de l'enfant, il convient de détruire la résistance du col au moyen de plusieurs petites incisions pratiquées sur son pourtour et de faire l'accouchement *forcé, sans trop forcer.*

II. *Pendant la grossesse.* — Si une femme vient à être prise de convulsions, outre l'emploi des moyens curatifs médicaux, que convient-il de faire? Deux circonstances peuvent se présenter : 1° sous l'influence des convulsions générales, l'utérus peut être prématurément et spontanément en contraction; 2° ou bien il est resté complétement étranger au désordre général qui produit l'éclampsie.

1er *cas*. — Si le travail est commencé spontanément et prématurément, il faut ne pas chercher à l'enrayer, souhaitons même qu'il s'achève le plus promptement possible, car la déplétion de la matrice obtenue vite et sans violence met ordi nairement un terme aux accès. Loin d'arrêter le travail commencé , quel que soit d'ailleurs l'âge de la grossesse, il faut le favoriser et dans ce but oindre le col d'extrait de belladone, en hâter, au besoin, la dilatation au moyen de quelques douches d'eau tiède ou de l'éponge préparée et extraire artificiellement le produit de conception.

2e *cas*. — *Le travail ne se déclare pas*, faut-il s'en tenir exclusivement aux moyens médicaux ou bien en même temps chercher à provoquer prématurément le travail expulsif ou même évacuer rapidement la matrice par l'air forcé?

Pour ce qui concerne l'extraction forcée du produit de conception préconisée jadis, personne ne conteste aujourd'hui qu'il est très-dangereux et très-difficile de l'exécuter. La difficulté est doublée à une époque éloignée du terme de la grossesse, même si l'on prend le soin de faire au préalable des débridements sur le col qui à ce moment est encore long et ferme. Ainsi l'accouchement forcé ne doit jamais être pratiqué dans le but d'arrêter une attaque d'éclampsie qui éclate pendant la grossesse, avant tout commencement de travail expulsif.

Mais les avis sont très-partagés au sujet de l'efficacité de la provocation du travail proposé comme moyen curatif de l'éclampsie confirmée pendant la grossesse. Les adversaires de l'avortement et de l'accouchement prématuré reconnaissent avec nous toute l'utilité de la déplétion de la matrice pour mettre un terme aux convulsions, mais ils font les objections suivantes aux moyens dont la science dispose pour réaliser cette déplétion.

1° L'accouchement prématuré artificiel et surtout l'avortement provoqué ne se font pas en un moment : ils exigent un temps souvent fort long ; or, l'éclampsie a une marche rapide, et sa termi-

naison par la mort ou par la guérison pourra souvent avoir lieu avan
qu'on ait obtenu la délivrance.

. 2° La provocation du travail est une opération dangereuse en elle-
même et elle provoque un redoublement des accès convulsifs.

A la première objection nous répondrons que l'éclampsie a, il est
vrai, une marche rapide, mais qu'en général elle ne tue pas le sujet
avant un ou deux jours ; qu'en outre, les moyens dont nous disposons
aujourd'hui pour éveiller et mettre en jeu la contractilité de la matrice sont plus rapides qu'on ne le suppose. En effet, à l'aide des douches projetées sur le col, répétées toutes les heures. et employées avec
l'éponge préparée introduite dans ce col et avec le dilatateur intra-uté-
rin de M. Tarnier porté au-dessus de l'orifice interne, nous ne crain-
drions pas d'affirmer que dans la majorité des cas, on arriverait peut-
être à faire accoucher en quelques heures (2, 4, 8, 10, 15).

Joulin a bien raison de dire que « les procédés d'intervention obéis-
sent à la main qui les emploie et que, lorsque le temps presse, il faut savoir en tirer tout ce qu'ils peuvent donner et augmenter la rapidité de
leur action en en appliquant plusieurs concuremment. » Par là, on ne
s'expose pas à faire aux procédés des reproches qui devraient plutôt
s'adresser au médecin.

A la deuxième objection nous opposerons l'argument suivant : la
provocation du travail est sans doute une cause de surexcitation des
centres nerveux qui, par action réflexe, suscite des crises convulsives ;
mais si on prend soin de chloroformiser le sujet, on amortit le pouvoir
excito-moteur et l'objection est ainsi tournée. D'autre part, les moyens
employés aujourd'hui pour faire avorter ou accoucher prématurément
sont tellement perfectionnés et si anodins qu'il n'est pas juste de dire
qu'ils ne peuvent être employés sans danger.

En résumé, quand l'éclampsie éclate pendant la grossesse et quand le
travail ne se déclare pas, il faut commencer par instituer le traitement
médical (saignée, sinapismes, ventouses sèches, scarifiées, etc., etc.),
chloroformiser la malade et attendre. Si les convulsions ne s'amendent
pas ou que la vie de la femme soit en danger, il faut en dernière ressource provoquer l'accouchement prématuré. Lorsque la grossesse a dépassé le septième mois (Chailly, Krause, Ferdut), on a ainsi une faible
chance de sauver l'enfant. Si la grossesse est de moins de sept *mois*, on

en est réduit au chloroforme et à l'expectation ; l'avortement serait dangereux et l'accouchement forcé provoquerait des accès éclamptiques.

Nous ne saurions mieux résumer notre travail qu'en exposant sous forme de tableau le traitement de l'éclampsie dans les différentes périodes de la puerpéralité. Nous empruntons ce tableau au cours que M. le docteur Ferdut fait chaque année avec tant de succès à l'École pratique.

TRAITEMENT DE L'ÉCLAMPSIE

SURVENANT CHEZ UNE FEMME ENCEINTE, EN TRAVAIL OU EN COUCHE.

ÉCLAMPSIE PENDANT LA GROSSESSE.

Traitement préventif.

L'éclampsie frappe surtout les femmes primipares, infiltrées et albuminuriques.

Lorsqu'une femme enceinte s'offre à vous dans ces conditions :

1º Prescrivez les toniques et les réparateurs, le fer, le quinquina, les amers, une alimentation fortifiante, une hygiène régulière, le repos, un régime doux, à la campagne, s'il est possible ; l'usage de la flanelle, des bains chez les femmes nerveuses, des frictions chez celles qui sont lymphatiques ;

2º Conseillez, si les urines sont rares, les diurétiques légers (vin blanc et eau de Seltz aux repas).

3º Ordonnez, de temps en temps, un purgatif salin.

4º Pratiquez, selon les cas, une, deux, trois saignées préventives.

Traitement curatif.

Pendant l'accès.

1º Reportez la langue derrière les arcades dentaires pour empêcher qu'elle ne soit mordue et mutilée.

2º Contenez la femme sans violence pour qu'elle ne tombe pas hors du lit.

3º Aspergez le visage avec de l'eau froide, n'encombrez pas le pourtour du lit, laissez la malade respirer largement l'air pur et frais.

Pendant le coma et l'intervalle des accès.

(A) Employez successivement plusieurs des moyens curatifs médicaux suivants, ou tous en même temps :

1º Saignée de 300 à 500 gr., le renouveler deux ou trois heures après, s'il est nécessaire ;

2º Sinapismes aux mollets, aux cuisses, aux pieds, les bien surveiller, ne pas les laisser plus de 15 à 20 minutes sur le même point ;

3º Compresses trempées dans l'eau froide et bien exprimées, ou vessie remplie de fragments de glace sur la tête.

4º Cathétérisme si la vessie est reconnue pleine ;

5º Lavement purgatif pour évacuer l'intestin ; ou bien, dans le même but, calomel seul ou associé au jalap (P. Dubois), qu'on dispose par dose de 0,10 toutes les heures dans la bouche de la malade, jusqu'à effet purgatif ;

6º Potions antispasmodiques si la déglutition est pénible (éther, musc...) ; accordez-leur peu de confiance... Evitez les opiacés. Essayez le chloral, 5 à 15 gr., ou le bromure de potassium, 2.5 à 8 gr. ;

7º 10 sangsues environ à chaque apophyse mastoïde ;

8º Ventouses sèches ou scarifiées le long du rachis ;

9º Chloroforme ; il ne guérit pas l'éclampsie, mais il empêche les accès convulsifs et leurs conséquences désastreuses.

(B) Si le travail vient à se déclarer. — Ne cherchez pas à l'enrayer, au contraire, favorisez-le.

Si le travail ne se déclare pas.

Quand la grossesse n'a pas dépassé le 7e mois. — Attendez, il n'y a rien de mieux à faire. Ne pratiquez pas l'avortement provoqué (souvent il est trop long à effectuer) ; Ni l'accouchement forcé (il irrite trop et fait redoubler les accès).

Quand la grossesse a dépassé le 7e mois. — Sollicitez l'accouchement prématuré (Stoltz, Chailly).

ECLAMPSIE PENDANT LE TRAVAIL.

Traitement préventif.

Prévenez et combattez tous les cas de dystocie, qui, par action réflexe, peuvent être cause provocatrice d'accès convulsifs.

2° Videz la vessie et le rectum.

3° Chloroformisez la femme si les douleurs sont agaçantes ou trop vives.

Pendant le coma et l'intervalle des accès.

Pendant l'accès.

Traitement curatif.

Prenez les mêmes précautions que pour l'accès survenant pendant la grossesse.

Mettez en œuvre successivement tous les moyens curatifs indiqués en A ; faites dans tous les cas un très-large emploi de chloroforme, et, en outre, comme moyens spéciaux, qui varient selon l'époque plus ou moins avancée du travail :

Orifice non dilaté.

Membranes non rompues
— Favorisez la dilatation du col sans violences. (Extrait de belladone. Pas d'ergot.) — Rompez les membranes et évacuez une certaine quantité de liquide amniotique.

Membranes rompues
— Hâtez la dilatation sans trop de violence en promenant le doigt dans l'orifice de la matrice. — Si l'éclampsie est grave (elle est toujours grave), pratiquez sur le pourtour de l'orifice plusieurs petites incisions pour compléter la dilatation, et faites l'accouchement forcé sans trop forcer.

Orifice dilaté.

Membranes non rompues
— Rompez les membranes.

Membranes rompues
— Terminez artificiellement l'accouchement (forceps, version).

ÉCLAMPSIE APRÈS LA DÉLIVRANCE.

Traitement préventif.

On ne peut guère prévenir l'accident ; toutefois :

1° Débarrassez bien la matrice de l'arrière-faix.

2° Assurez vous de la rétractilité de l'utérus.

Pendant le coma et l'intervalle de l'accès.

Pendant l'accès.

Traitement curatif.

Prenez les mêmes précautions que pour l'accès survenant pendant la grossesse.

1° Employez successivement tous les moyens curatifs, médicaux préconisés contre l'éclampsie pendant la grossesse et pendant le travail (A).

2° Soyez sobres de la saignée générale ; donnez la préférence aux grandes ventouses Juned, si vous avez les instruments à votre disposition.

3° Enlevez de la cavité utérine les caillots et les débris des membranes.

4° Enfin, surtout, chloroformisez la femme.

BIBLIOGRAPHIE.

CHAUSSIER. — Discours de la Maternité.

Mme LACHAPELLE. — Pratique des accouchements.

FLEET WOODCHURCHILL. —[Traité pratique des maladies des femmes pour l'état de grossesse, pendant la grossesse et après l'accouchement.

CALEB-ROSE. — Coïncidence de l'albuminurie et des convulsions puerpérales (1844).

BOUCHUT. — Néphrite, albuminurie pendant la grossesse (Gaz. méd. de Paris (1846).

LEGROUX. — Sur l'éclampsie albuminurique (Union médicale, 1853).

BRAUN. — Des convulsions chez les femmes enceintes, 1854.

DEPAUL. — Rapport sur un mémoire du Dr Mascarel sur les convulsions puerpérales (Bulletin académ. de médecine, t. XIX).

IMBERT GOURBEYRE. — De l'albuminurie puerpérale et de ses rapports avec l'éclampsie (Mém. de l'Académie de médecine, 1856).

GUBLER. — Dictionnaire encyclopédique des sciences médicales ; Paris, 1865. Art. Albuminurie.

JACCOUD. — Dictionnaire de médecine et chirurgie pratiques, article Albuminurie.

ANDRAL et GAVARRET. — Recherches sur les modifications de quelques principes du sang dans les maladies. Paris, 1842.

BECQUEREL et RODIER. — Recherches sur la composition du sang dans l'état de santé et de maladie, 1844.

ANDRAL. — Essai d'hématologie pathologique ; Paris, 1845.

JACQUEMIER. — Traité d'obstétrique.

CAZEAUX. — Traité de l'art des accouchements, 7e édition revue et annotée par S. Tarnier.

VELPEAU. — Traité de l'art obstétrical.

JOULIN. — Traité complet d'accouchements.

FOURNIER. — Thèse de concours, 1863.

CLAUDE BERNARD. — Leçons du Collége de France.

TROUSSEAU. — Clinique de l'Hôtel-Dieu.

MONNERET. — Traité de pathologie interne.

PAJOT. — Leçons orales. Tableaux d'obstétrique.

BAUDELOCQUE. — Convulsions. Thèse de Paris, 1823.

BUSCH. — De eclampsia parturientium, 1835.

CAPURON. — Mém. sur convulsions. Journ. de méd., 1836.

CHIURÉ. — Chlorof. dans l'éclampsie.

DE SOYRE. — De l'éclamps. puerpér., 1852.

DESORMEAUX. — Eclampsie. Dictionn. en 30.

LORAIN. — De l'albumine. Paris, 1860.

MASCAREL. — Mém. sur les convuls. des femmes enceintes.

SIMPSON. — Lés. du syst. nerv. dans l'état puerpér., the Monthiy Journ., 1847.

VELPEAU. — Des convuls. chez les femmes pendant la grossesse, le travail et après l'accouchement. Paris, 1834.

TABLE DES MATIERES.

A. Parent, imprimeur de la Faculté de Médecine, rue Mr-le-Prince, 31.

www.ingramcontent.com/pod-product-compliance
Ingram Content Group UK Ltd.
Pitfield, Milton Keynes, MK11 3LW, UK
UKHW020950140726
13695UKWH00003B/1317